# 外用中药制剂基础与用药指南

中国医药教育协会　组织编写
张晓军　主编
黄正明　杨新波　主审



化学工业出版社
·北京·

## 内容简介

外用中药临床应用历史悠久，治疗范围广泛，遍及内、外、妇、儿、骨伤、皮肤、五官、肛肠等科。药物经皮肤被人体吸收，可起到舒筋通络、祛风除湿、理气活血、恢复人体阴阳平衡等作用，并具有“简、便、廉、验”的特色。本书详细介绍了外用中药基础知识、常用外用中成药制剂、常见疾病外用中药的用药原则、药物不良反应及外用中药应用展望。

本书适合中医（外科）医师、中医药剂师及中医药相关专业师生等阅读，也可作为中医爱好者的参考。

**图书在版编目（CIP）数据**

外用中药制剂基础与用药指南/中国医药教育协会组织编写；张晓军主编．—北京：化学工业出版社，2021.5

ISBN 978-7-122-38821-6

Ⅰ.①外…　Ⅱ.①中…②张…　Ⅲ.①外用药（中药）-中药制剂学-指南②外用药（中药）-用药法-指南
Ⅳ.①R286-62

中国版本图书馆 CIP 数据核字（2021）第 056413 号

责任编辑：张　蕾　　　　加工编辑：赵爱萍
责任校对：王素芹　　　　装帧设计：史利平

出版发行：化学工业出版社（北京市东城区青年湖南街 13 号　邮政编码 100011）
印　　装：三河市延风印装有限公司
710mm×1000mm　1/16　印张 8¾　字数 167 千字　2021 年 7 月北京第 1 版第 1 次印刷

购书咨询：010-64518888　　　　售后服务：010-64518899
网　　址：http://www.cip.com.cn
凡购买本书，如有缺损质量问题，本社销售中心负责调换。

**定　　价：39.80 元**

# 编写人员名单


主　　编　张晓军　（杭州第一技师学院）

副 主 编　卢　超　（杭州胡庆余堂国药号有限公司）

　　　　　徐宝军　（中国医药教育协会）

编写人员

　　　　　毛　磊　（杭州第一技师学院）

　　　　　尹　亚　（中国中药控股有限公司）

　　　　　兰小群　（广东创新科技职业学院）

　　　　　平振杰　（河南医药健康技师学院）

　　　　　卢　超　（杭州胡庆余堂国药号有限公司）

　　　　　史迎柳　（杭州第一技师学院）

　　　　　宋新焕　（杭州第一技师学院）

　　　　　陈静敏　（广东创新科技职业学院）

　　　　　陈洁茹　（中国中药控股有限公司）

　　　　　张晓军　（杭州第一技师学院）

　　　　　胡　杰　（杭州第一技师学院）

　　　　　徐　磊　（浙江医药高等专科学校）

　　　　　徐宝军　（中国医药教育协会）

　　　　　潘　萍　（浙江医药高等专科学校）

主　　审　黄正明　（联合国国际生态生命安全科学院院士、中国医药教育协会会长）

　　　　　杨新波　（中国医药教育协会副会长）

# 前 · 言

华夏五千年，泱泱大地，斗转星移。从《黄帝内经》到《本草纲目》再到《中华人民共和国药典》，一代又一代的中国医药人从来没有停止过对医药事业追求的步伐，一次又一次的用智慧书写新篇章，开启新纪元。

2016 年 10 月 25 日，中共中央、国务院印发并实施《“健康中国 2030”规划纲要》，目的就是提高人民健康水平，推进健康中国的建设。2019 年 10 月 20 日，中共中央、国务院共同出台《中共中央　国务院关于促进中医药传承创新发展的意见》，明确推出传承精华、守正创新的重要任务，把中医药工作摆在更加突出的位置。“传承精华、守正创新”，是习近平总书记对中医药工作做出的重要指示，也是传承好、利用好、发展好中医药的根本遵循。“传承精华、守正创新”更是一种激励和鞭策，是对中医药人提出的一个基本要求。

中医药博大精深，它的发展与华夏文明血脉相连。我国人民群众对中医中药有种与生俱来的信任感和接受度，民间流传的很多生活小妙招也与中医药知识息息相关。近代，外用中医中药在与外用西医西药的共生共存中，我们发现一大部分外用中药因其独有的优势被保存了下来，受到人民群众的广泛青睐，特别在骨伤科、中医外科等科室应用普遍。在零售终端，外用中药更是受到很多患者的欢迎，根据米内网数据显示，在 2020 年中国城市实体药店中成药终端竞争格局排名中，中成药贴膏剂有 9 个产品销售额超过亿元，其中 2 个超过 4 亿元的规模。

外用中药在市场存量大，患者接受度高的同时，我们不能忽视患者在药品零售终端自主购药时听从广告、医药知识薄弱、盲目购药、凭自身经验购药、希望一药百灵等一系列误区。同时药品种类繁多，各种中药的功能主治理解复杂、重合度高，无专业功底很难精准定位人群因病因体择药。基于此，作为药品零售终端的工作者，需要我们加深自身的学习，提升自身的专业程度，给予患者更加专业的用药指导意见，发挥外用中医药的优势。

本书的编写，正是为了更好地为药品零售行业的从业人员服务，成为外用中药使用的指导工具。由于编者水平与经验有限，书中疏漏之处在所难免，敬请读者批评指正。

**编　者**

**2020 年 12 月**

# 目 · 录

# 第一章

# 外用中药基础知识

## 第一节　外用中药的历史沿袭

外用中药是一类不需要经过口服、注射给药，直接作用于皮肤或黏膜的中药，具有疗效迅速、使用方便、安全性高等特点。外用中药不仅具有局部治疗的作用，还可以起到全身治疗的作用，在外科、内科、骨科等科临床上广泛使用。中医外科和外用中药在我国中医药发展史上具有重要地位，随着时代的发展和科技的进步，中医外科和外用中药在继承传统中医药的基础上也在不断创新和发展，为人民的健康保驾护航。

### 一、中医外科和外用中药的历史

华夏文明瑰丽磅礴，在历史文明的长河里，我们的祖先在劳动生产中，不断地与疾病斗争，不断地尝试和积累经验，逐步形成和完善了具有独特理论体系的中医药学。历朝历代都对中医药学的发展非常重视，“不为良相，愿为良医”的典故激励着古代众多胸怀大志的儒者，把从医作为仅次于致仕的人生选择，也因此成就很多一代名医。可以说，中华五千年的文化史和同时伴生的高度发达的中医药学有着密不可分的关系。

传统中医药学四大经典著作分别为《黄帝内经》《难经》《伤寒杂病论》和《神农本草经》。现存最早的医学典籍是《黄帝内经》(简称《内经》),《内经》是中国传统医学四大经典著作之首，集结了春秋战国以前的医疗成就和治疗经验。《内经》中系统阐述了藏象、经络、病机、诊法、辨证、治则及针灸和汤液治疗等理论；从整体观上来论述医学，奠定了中医学独特的理论体系，成为中国医药学发展的基础。

同为中医药学四大经典著作之一的《神农本草经》，是目前已知最早的中药学著作。相传起源于神农氏，中国古代著名的神话传说——“神农尝百草，一日遇七十二毒，得茶而解之”，讲述的正是神农氏亲尝百草而定性能功效的故事。神农本草的内容代代口耳相传，于东汉时期集结整理成书，是对东汉以前的药物学经验成果的一次系统性总结，是中医药药物学理论发展的源头。在《神农本草经》之后相继修订的重要药物学著作《本草经集注》《新修本草》《证类本草》《本草纲目》都汲取了其重要的药物学观点。

《神农本草经》根据药物的性能功效进行了三品分类，同时提出了君臣佐使的组方原则，一直被后世方剂学所沿用。《神农本草经》认为“药性有宜丸者，宜散者，宜水煮者，宜酒渍者，宜膏煎者，亦有一物兼宜者，亦有不可入汤、酒者，并随药性，不得违越。”不但细述了不同药物的不同炮制加工方法，同时也说明了不同药物在具体应用时要采用不同的剂型，才能更好地发挥其治疗效果。这些宝贵的用药经验至今都值得我们医药工作者予以借鉴和发扬。

东汉时期，中医外科学达到了相当高的水平。当时著名的医学家华佗，被后世誉为“中医外科学鼻祖”，精通内、外、妇、儿、针灸各科，对外科尤为擅长。相传华佗首创用全身麻醉法施行外科手术，自创“麻沸散”（今失传），采用酒服“麻沸散”施行腹部手术，在中国医学史上开创了先河，同时在世界医学史上也是罕见的创举。华佗同时也是针灸医病的先驱，可惜的是，随着时间推移，在儒家“身体发肤，受之父母，不敢毁伤，孝之始也”的主张之下，在当时手术条件和医学思想的制约之下，中医外科学在后来漫长的时间里都接近停滞，被看似更加安全和简便的针灸和药物治疗逐步取代。

进入近代，西方医学诊断和治疗体系传入我国，西方医学严谨的基于事实依据的诊断体系和据此建立的治疗体系，很大程度上冲击了传统中医药经验医学的理论体系。中医药学由于其代代相传的教授特性使得中医药学不容易被普及，限制了中医药学的继承和发展。其中，传统中医外科学的治疗方式和治疗手段更多地在中西融合之中被西方医学所替代。现存最多和使用最为广泛的还是内服剂型汤药和成药（丸、散、膏、丹），很多特殊的传统剂型的制作和治疗方法都在中西医交融之中没有得以保留下来，永远留在了史籍当中。很多实用且行之有效的外用中药值得我们在今后的工作中予以挖掘和对症治疗，从而将传统外用中药发扬光大。

当代，随着中医药文化的复兴和疾病治疗的需求，“真实世界研究”方法的应用与普及，中医药正在重新被西方医学审视和印证。“青蒿素”在疟疾方面的有效应用，正是传统中医药送给世界人民的珍贵礼物。

## 二、中医外科治疗法的传承与发展

中医外科治疗法历史悠久，是几千年来外科医家防治疾病的丰富经验和成就，是我国中医药宝库的重要组成部分，在古今临床医疗中占据着重要地位。新中国成立后，随着国家的大力支持，中医药事业得到了大力发展，中医外科与其他学科一样进入到新的发展时期，中医外科治疗法也得到了传承与发展。

### 1. 重点学科的建立

1956年起，各地建立了中医医院，开设了中医外科学课程，向学生全面系统地讲授中医外科学理论知识和临床实践经验。从20世纪80年代开始，各中医院校、中医医院注重中医外科学重点学科的建设，对中医外科学的师资、教学、科研等方面进行大量的投入，各主流学派先后成为重点学科，具有固定的研究方向，在各自领域长期专注地研究，成果频出。学科带头人为中医外科学的发展、人才培养做出贡献，目前全国各大中医院校都具有培养中医外科学硕士，乃至博士、博士后的资质和能力，培养的人才已经成为推动学科发展的中坚力量，为社会提供优质的医疗服务。

### 2. 古籍的整理

中医外科治疗法具有千年的发展历程，为现代中医外科学积累了丰富的经验。国家主管部门出面组织，启动古籍整理等课题项目，在政策、经费等方面给予大力支持，整理出版的外科古籍，让更多的学者能够通过阅读获得宝贵的经验，结合临床的检验，进一步促进了中医外科治疗法的传承与发展。

### 3. 名老中医的学术传承

当代名老中医的外科治疗理论和方法是中医外科学的宝贵财富。中医界对名老中医的学术传承开展了一系列工作，积极开展学术交流活动、继续教育培训，建立名老中医大师工作室，以文章或著作总结名老中医的经验，经过几代的传承，形成了较好的传承团队，培养了大量的传承人，辈辈都有杰出的中医外科学名家，成为中医外科学的中流砥柱。国家各级政府对中医的传承给予大力支持，一些单位的中医外科被纳入非物质文化遗产目录，如中医外科专家吴咸中作为“中医生命与疾病认知方法”传承人之一，是我国首批国家非物质文化遗产项目代表性传承人，对中医外科的保护和传承起到了积极作用。

### 4. 与现代高新技术的结合

对于发展迅速的现代医学，中医外科治疗法的传承与发展不是一朝一夕完成的，需要利用自身的传统优势解决现代医学无法解决的问题，同时进行创新性研究，提高治疗水平。利用现代科学技术，多学科交叉发展，将中医外科治疗手段标准化、规范化，使得中医外科治疗法得到进一步推广。在坚持传统医学的基础上，吸纳新的医学理念，采用新的医学技术，实现中医外科学的医学创新，并在临床得到广泛的应用，如浸渍湿润疗法，与西医相结合，取得较大成果，在治疗烧伤方面处于世界领先水平；中医拖线疗法由传统的药线引流发展而来，借鉴了西医的“微创”疗法，具有组织创伤小、患者顺应程度高、愈合后外形改变少等特点。

## 三、外用中药的发展概况

中药的使用主要为内服、外用两种方式，其中中药的外用方式较多，外用中药的历史可以追溯到170万年前，我们的祖先在狩猎或者部落冲突中产生外伤，人们用树叶、泥土等涂抹伤口，在使用过程中，发现了一些外用的中药，这就是最原始的外用涂敷法。随着历史的发展，生产力的进步以及文字的出现，在我国现存最早的医方著作《五十二病方》中记载着300个处方，其中有一半以上是外用方，有熏蒸剂、洗浴剂、涂敷剂等。被誉为“外治之宗”的清代外治医学家吴尚先，提出了外治法可以“统治百病”的论断，他提出“外治之理即内治之理，外治之药即内治之药”。外用中药制剂品种由《中华人民共和国药典》（1990年版）的31种，增至《中华人民共和国药典》（2020年版）的81种，外用中药在临床使用中得到了验证，越来越被人们广泛重视。

外用中药是通过皮肤、穴位、五官黏膜进行吸收，从而达到治疗疾病的效果。外用中药在治疗皮肤疾病，方面如湿疹、荨麻疹、带状疱疹、银屑病、癣等有独特的效果，尤其是一些顽固性皮肤疾病的治疗具有绝对的优势，这种优势是内服药物没法替代的。《中华人民共和国中医药法》规定在符合一些情形下，皮肤外用中药制剂可以临方调配，使得皮肤外用中药制剂具有个性化用药、减轻不良反应、提高药效等特点。目前全国多数中医医院都设立中医皮肤科，大力建设中医皮肤重点学科，外用中药也得到巨大的发展。

外用中药在麻醉镇痛方面也发挥了重要作用，由于外用中药具有使用安全、副作用小等特点，在中医外科、骨伤科、缓解癌症疼痛方面使用越来越广泛，并且得到大众认可。古代医书中记载着大量的麻醉镇痛方剂，其中以中药散剂为主，其制作方法简单、使用方便、药效迅速，并且稳定性高，如孙武散、羊花散等。其次使用广泛的方剂还有中药酒剂，酒作为溶剂可以将中药中的有效成分更多地溶出，并且能够促进血液循环，加快麻醉药物的效果，提高麻醉效果。外用中药在现代癌症疼痛的治疗中同样具有特定的疗效，如一些芳香走窜类的药物（癌痛宁散、复方蟾蜍散等）。对于癌症疼痛的治疗，外用中药与放化疗药物联合使用，可以减轻放化疗的不良反应，同时由于外用中药是通过皮肤或黏膜吸收，对放化疗药物在体内的代谢不影响。

外用中药在临床上不仅仅局限于皮肤病、麻醉镇痛方面的应用，在内科疾病如消化性溃疡、关节炎、前列腺炎等方面都有应用，且药物种类繁多。而传统的膏剂、散剂等剂型已不能满足人们对于药物容易携带、使用方便、更优疗效的临床需求，新技术和药物新剂型的研发亟待进一步加强。以安全性和有效性为前提，随着高分子药用辅料的发展，促进了外用中药剂型的开发与研究，出现了巴布剂、膜剂、凝胶剂、穴位贴敷剂等新剂型，拓展了外用中药的发展空间，更好地挖掘和发挥外用中药的优势。

外用中药目前仍存在一些问题和不足，由于外用中药的化学成分复杂，有效成分不单一，作用机制不明确，临床使用过程中存在药物用量、用药时间、用药疗程等不规范问题。另外，在中药外用时经常用到一些毒性较大的药材，对于外用毒性中药的剂量及毒性控制缺乏完善的评价体系。随着国家的大力支持，应深入开展外用中药基础研究，阐明作用机制，加强新剂型的开发，提高外用中药的质量，使其更好地传承和发展，为人民健康发挥重要作用。

## 第二节 外用中药的辨证论治

外用中药文化博大精深，需要用心去感悟、用时间去积累，不仅体现在对局部疾病疗效的认识，也体现在对人体整体阴阳平衡的作用，且考虑整体平衡的“君臣佐使”中药理论体系。外用中药的辨证论治体现在药物使用时，将药及人体各种可变因素作综合性考虑，从而更接近人的客观情况，减少人体损害，保证用药安全有效。只有坚持外用中药的辨证论治理论体系，才能保持外用中药的各种优势，外用中药才能得到发展，使其逐步走向国际化，为全人类健康服务。

### 一、外用中药的用药优势

中药外用是中医药学的特色，在临床上应用广泛，是人民在同疾病做斗争中总结出来的一套独特的、行之有效的治疗方法，是我国中医药学伟大宝库中的珍贵遗产之一，几千年来为中华民族的健康做出了不可磨灭的贡献。外用中药经过历代医学家的不断积累和完善，治疗方法日益增多，不仅在骨伤科、皮肤科、五官科等疾病的治疗方面体现了中医药的特色，而且对内科、妇科疾病也具有显著疗效，外用中药与内服药有异曲同工之处，并且与内服药相比具有以下几方面优势。

#### 1. 安全性高、不良反应少

患者内服药时，药物先进入胃肠道，通过胃肠道的吸收，进入血液循环，而药物对胃肠道会有一定的刺激，尤其是一些患者胃肠功能欠佳，往往陷入治病需要服药，旧病未治好，又引发胃肠道疾病的困境。同时内服药物进入血液，产生代谢产物尤其是一些毒性产物，必须需要肝脏解毒、分解，通过肾脏排泄，对于肝肾功能不全的患者，内服药物容易引发不良反应。外用中药在这些方面具有特定的优势，外用中药可以起到“良药治病不苦口”，避免药物适口性不佳增加给药困难，并且外用中药通过皮肤、黏膜吸收，经过一层屏障的过滤，对肝肾的影响较小；由于外用中药用于体表，可以随时观察临床疗效，干扰因素少，只要用药得当，外用中药相对安全性高。

### 2. 疗效快速、持续

口服给药，由于药物有效浓度不能在血液中（尤其在病变部位）保持稳定，同时药物从胃肠道进入病变部位，药物中的有效成分会受到胃肠消化酶的分解破坏，进入到血液循环被血液稀释，有效成分到达病变部位时浓度降低。而外用中药由于经皮给药，避免了药物在胃肠道的破坏，缩短了吸收时间，直接到达伤患部位，发挥药物作用，疗效快速；外用中药可以随用随停，维持血液内药物的有效浓度，避免血药浓度的峰谷现象，平稳给药，疗效持续。并且外用中药的作用不仅仅是药物有效成分的作用，还可以通过对特定部位、穴位的刺激，从而疏通经络、调整功能。外用中药在骨伤科与外科方面的优势更加明显，如传统黑膏药的贴敷起效快速，疗效持续平稳。

### 3. 剂型丰富、灵活使用

外用中药剂型丰富，传统剂型有洗剂、散剂、粉剂、酒剂、膏药等多种剂型。随着中药现代化的发展，越来越多外用中药新剂型在临床上使用，如巴布剂、凝胶剂、涂膜剂、透皮贴剂等。同时根据基质的种类不同，如矿物油、动物油、蜂蜜、醋、酒、鲜植物汁等，分别适用于急性期、亚急性期、慢性期的各种皮肤损伤疾病。又如使用黄金散时，阳证用冷茶、菊花汁调，用其清凉解毒；半阴半阳证用葱、姜、蒜捣汁调，用其辛香散邪；阴证用醋、酒调，用其散瘀解毒。外用中药用药灵活，一些小儿服药打针不配合，外用药更易接受，深受家长欢迎；外用中药同内服药一样，可以根据病情的变化进行加减或者剂型转换，如运用丹药治疗溃疡时，根据溃疡面的不同分别用九一、八一、七三、六四、五五等不同浓度的丹药，而只需将熟石膏和升丹的比例变化即可；各种洗剂的配制，更可以根据病情加减药物，显出外用中药灵活使用的特点。

## 二、中药的辨证用药原则

外用中药使用灵活，疾病处于动态变化之中，准确把握时机、辨证用药对于疾病的治疗尤为重要。中医的辨证论治是中医学最大的特点，更是精髓部分，是中医治病的基本原则，人有年龄、性别、体质等差异，病有轻重缓急、阶段不同，中医可结合病因进行分析归纳，作出正确诊断，对每一个患者采用“一病一方，对号入座”，运用中医药学综合知识指导患者安全、有效、简便地使用药物，达到最好的治疗效果。

### 1. 针对病患具体病情选用药物

根据患者的具体病情和病因，合理选用药物，药物的选用会直接影响临床治疗的有效性与安全性。中药用药最讲究治方严谨，古人云“相体裁衣本是医家真谛”，临床治疗时要随机应变，力求做到用药贴切，用药精而不繁，专而不杂。临床上引起相同疾病的病因有多种，在治疗时用药也不同。如银屑病又称牛皮癣，是临床上很常见的一种皮肤病，这种疾病的治疗难度大，很多患者久治不愈。中医临床将银屑病分为四种。①血热型银屑病，是由毒热蕴结导致的，在治疗时需要选用清热解毒、活血的中药。②血瘀型银屑病，是由湿毒沉积、经脉血瘀导致的，这种病情比较稳定，在治疗时需要选用祛湿解毒、活血化瘀的中药。③血燥型银屑病，是由肌肤失养、血燥血亏导致的，在治疗时需要选用养血润燥的中药。④风湿热型银屑病，是由湿热壅盛，郁阻脉络导致的，在治疗时需要选用疏通经络、清热祛湿的中药。因此需要针对患者具体病情选择合理的中药。

### 2. 针对患者具体情况制定用药剂量

根据患者的年龄、性别、病理生理状态，以及生活习惯和个体差异等不同，制定合理的用药剂量，如老人、儿童对药物代谢的能力不全，容易发生药物蓄积，引起不良反应。因此处方中药加减必须有原则，不得随意相加和堆砌，临床用药时药物必须适量，药量过大反而伤及正气，特别对于苦寒、有毒药物更要注意，否则更容易产生不良反应；药物的使用剂量很关键，同一种药物因使用剂量不同而临床疗效不同，如枳术汤和枳术丸都是由枳实和白术两味药组成，枳术汤中枳实量高于白术，以消导积滞为主，用于胃下垂的治疗；枳术丸中白术量高于枳实，以健脾和中为主，用于治疗脾虚气滞、消化不良。这也是古人说“中医不传之秘在于量”的原因，因此用药剂量的大小要因病情及患者的体质等具体情况确定，根据病情的变化随时调整用药剂量。

### 3. 针对病情制定合理给药疗程

需根据患者的病情轻重、体质强弱，制定合理的给药疗程。随意缩短患者的用药疗程，不仅达不到治疗效果，而且使病情复杂化，甚至加重病情，增加治疗困难，这在临床上有许多常见的例子。随意延长患者的用药疗程，容易引起药物的不良反应，要知道药物本是补偏救弊之用，应当中病即止，药物不仅可以治病也可致病，防止因药物蓄积造成对人体的伤害，尤其是毒性中药或含有毒性成分的中药制剂不宜长期使用。一些罹患慢性疾病的患者需要长期用药，也需要根据病情变化及治疗效果，调整、制定相应的给药疗程方案，确保患者用药的有效性和安全性。

## 三、外用中药的调配原则

外用中药的调配是治疗临床疾病的重要环节，在治疗疾病过程中不仅需要医师的临床诊断、准确用药，而且还需要药师按照处方内容及法律规定，仔细地将中药调配给患者，并且能够指导患者正确使用，外用中药调配的质量直接影响外用中药的有效性和安全性。药师要以严谨的工作态度，规范化的操作，高质量的服务，更好地指导患者合理用药。

### 1. 审方原则

处方具有高度的技术性和重要的法律意义，因此审方是技术要求较高的操作。在调配时，需要对处方的合理性和全面性进行仔细审核，做到以下几方面。①审查处方的完整性，包括姓名、性别、年龄、科别、诊断、医师签名、处方日期等。②审查处方中的药名，中药药材种类多，名称复杂，处方中常出现别名和并开名，如中药延胡索的别名有元胡、元胡索、玄胡索；二地的并开名为生地黄、熟地黄。③审查中药的剂量，一些中药材会引发不良反应，使用剂量不能超过安全用量范围，否则会引起医疗事故，如山豆根的用量为3～6g。④审查中药的用药禁忌，中药处方中经常出现用药禁忌，如“十八反”“十九畏”等配伍禁忌；对于特殊人群如妊娠女性，更加需要注意妊娠禁忌的中药。

### 2. 调配原则

调配是中药调剂的主要环节，必须遵循调配的原则，确保药味完整，剂量准确。调配中药时，需按序调配，注意力集中，不能凭经验和记忆操作，否则容易造成调配过程混乱，引起药味的缺少或多配；同时调配时应注意处方应付，需要按照药典及炮制规范的处方应付要求进行调配；在一方多剂时，为了保证剂量准确度，应严格遵循“等量递减、逐剂复戥”的原则，不可主观臆断，凭经验估量或以手代戥随意调配，造成剂量误差大，影响治疗效果，尤其是有毒中药，调配的剂量要求更加严格，以确保用药的安全性；对于特殊中药的处理，需严格按照要求及时处理，如先煎、后下、包煎等，需单包处理。

### 3. 复核原则

为了保证患者用药安全、有效，防止错味、漏味或多味药物和掺杂异物，降低中药调配差错的发生，必须把好复核关。调配完成的药品，在调配药师或调配人员自查的基础上，必须由另外一名药师进行全面细致的核对，复核药师必须遵循“四查十对”原则，严格审查核对，如称取的饮片是否与处方一致，尤其是生制不分，以生代制的错误情况；饮片的质量要求及剂量是否符合规定；特殊中药的处理是否得当等。若发现调配不当，应及时更改，再次复核确保各项内容无误后，进行签字确认。

### 4. 发药原则

发药是调配流程的最后一个操作，也是比较重要的环节。发药人员要具备较强的专业知识、专业素养、安全意识、责任意识，全面确保发药的准确和高效。发药时，发药人员需全面核对患者的信息，避免发生错拿、漏拿药物，核对无误后才能将药物发给患者或者患者家属；并且在发药时做好正确的发药交代，要向患者或者家属详细告知药物的使用方法、注意事项及其他相关事宜，保证患者安全、准确、合理用药。同时在发药过程中，发药人员要认真、耐心、细致地解答患者提出的疑问，正确使用文明礼貌用语，维护良好的医患关系。

# 第三节　外用中药的药理

中药外用制剂是通过皮肤、黏膜和腔道等途径，而非口服或注射途径来给药的一类中药制剂。中药外用制剂往往具有疗效确切、给药舒适度高等优点，它是中医药学的重要组成部分。其特点是既遵循中医药理论，又结合现代医药知识，以阐明外用中药防治疾病的机制。

中药药理学是在中医药理论指导下，运用现代科学方法研究外用中药与机体（包括正常机体、病理机体和病原体）相互作用及其作用规律的学科。而外用中药药理研究的内容主要有三个，即中药药物效应动力学（简称药效动力学）、中药药物代谢动力学（简称药代动力学）和影响药物效应的因素。

## 一、药效动力学

中药药物效应动力学主要研究外用中药对机体的作用、作用机制和物质基础。研究目的在于提高中药疗效，减少不良反应。

外用中药通过增强或减弱机体原有功能，使之恢复正常，起到防病和治病的作用。中药既有与西药相似的某些基本作用规律，又有其自身的一些作用特点。

### 1. 作用的多效性

中药尤其是复方，成分复杂，活性成分往往较多，不同的活性物质往往作用于不同靶点，是中药药理作用多效性的主要原因，这一特点与西药的靶点和作用物质相对单一不同，一味中药通常就含有多种成分。

### 2. 量效关系的相对不规则性

西药的药理效应一般表现为在一定的范围内随着剂量的增加而增强。对中药而言，尽管在一定条件下也可表现这种量效关系，但有时量效关系不很规则，这与中药化学成分的复杂性有关。因不同活性成分作用于不同靶点或系统，呈现的效应可能在一定的范围内会互相协同，超出一定范围又互相制约。

### 3. 某些作用的双向调节性

某些中药，既可抑制机体亢进的功能又可兴奋低下的功能，即调节截然相反的两种病理状态，称为双向调节作用。如麝香既可拮抗戊巴比妥钠所致的中枢抑制作用，又可拮抗戊四唑、苯丙胺引起的中枢兴奋，表现为双向性影响。这与中医既用麝香“镇静安神”，又用以“醒脑开窍”颇为相符。

### 4. 作用相对缓慢、温和

与西药相比，大多数外用中药起效较慢，有些中药需经多次给予才显现其药理作用。如动物实验观察到，黄芪、党参等药的增强免疫功能、提高应激能力等作用，多需经连续多次给药后才见效应。中药作用往往表现温和，作用持续时间相对较长。如人参虽能增强心肌收缩力，但与强心苷类药相比，作用相对较弱。

外用中药药理作用特点与中药的多成分密切相关。了解外用中药药理作用的特点，对于中药药理研究和临床用药具有重要的指导意义。

## 二、药代动力学

外用中药药物代谢动力学是在中医药理论的指导下借助于动力学原理，研究外用中药单、复方及中药活性成分、组分在体表的吸收、分布、代谢、排泄的动态变化规律。中药外用制剂是在药代动力学上不经口服、注射给药，直接用于皮肤、黏膜或腔道的中药制剂，其特点在于不通过胃肠道，能避免肝脏引起的首过效应，提高制剂的生物利用度，有助于减少给药次数，能延长患者的给药时间，避免对胃肠道造成破坏。此外，该方法给药简便，能维持恒定的血药浓度，降低药物不良反应发生率，从而提高临床治疗效果。

目前，国内外大多数外用制剂的药代动力学采用传统、花费大、耗时长且不灵敏的临床试验来评价。FDA 曾提出皮肤药代动力学（DPK）方法，该方法拟合系统给药的浓度时间曲线，以代替临床试验来评价外用制剂的生物等效性。近年，诸多研究者正致力于探索其他可行的方法，尤其渗透法，以期替代以上方法来评价外用制剂的生物等效性。在利用微透析技术进行青藤碱贴剂的生物等效性研究中，青藤碱的脂质体凝胶贴剂比普通凝胶贴剂具有更高的局部生物利用度，表明微透析技术可以用于外用制剂的生物利用度及生物等效性研究。

中药药理作用存在时效关系，但因存在方法学建立的困难，目前仅有某些中药有效成分或注射剂可通过药物代谢动力学的研究揭示其时效关系（时量关系）。对绝大多数外用中药制剂，如何描述其给药后在体内发挥药理作用的潜伏期、达峰时间、达峰浓度及半衰期等，即中药药代动力学参数的测定，是妨碍中药现代化发展的瓶颈问题。因此，建立适合于中药药物代谢动力学研究的方法及模式，应引起重视。近来有学者将药效法、毒理法及化学法三者结合并提出药物动力学-药效学（PK-PD）结合研究模式，对中药药物代谢动力学的研究方法做了有益的探索。

## 三、影响药物效应的因素

影响外用中药药效的因素有诸多，产生明显影响的主要有药物因素、机体因素和环境因素。药物因素包括药材、制剂和配伍等。机体因素包括生理因素和病理因素等。环境因素包括时辰、气候、地理及社会环境等。

### 1. 药物因素

在药材方面，中药材的品种、产地、采收及贮藏方式，直接影响中药有效成分的含量和药理作用。

在制剂方面，炮制可以使得中药的质量发生变化，从而影响其药理作用。在遵循中药传统炮制的基础上，不断改善炮制方法，是保证其药理作用的关键。炮制主要通过三个方面对中药作用产生影响。第一，消除或降低药物毒性或副作用。对于有毒性或副作用的中药，为保证临床用药的安全有效，可经过炮制降低其毒性或副作用。第二，改变和增强疗效。延胡索含多种生物碱，尤以延胡索乙素镇痛作用最强，采用醋炙或酒炙能增加延胡索乙素溶出，有利其发挥药效。第三，保持药效稳定。许多中药的有效成分为苷类，同时含有分解苷的酶，如不经炮制处理，苷类在药材中分解酶的作用下将被分解成苷元和糖而失效。

在配伍方面，配伍是指有目的地按病情需要和药性特点有选择地将两味和两味以上药物配合同用。《神农本草经》记载："药……有单行者，有相须者，有相使者，有相畏者，有相恶者，有相反者，有相杀者。凡此七情，合和视之。"说明药物配合使用，药与药之间会发生某些相互作用。随着中药现代化研究的不断发展，其在配伍方面的研究已经出现了许多新的方法，如拆方研究，复方的有效部分、组合化学、配位化学的研究等。

### 2. 机体因素

（1）生理状况　生理状况包括体质、年龄、性别、精神状态、遗传、种族等，对中药药理作用的发挥均有一定影响。年龄不同对药物的反应也不同。如婴幼儿处于发育阶段，各系统、各器官尚未发育完善，老年人的肝、肾等器官，以及神经、内分泌、免疫等系统功能减退，其用药量应适当减少。同时老年人体质多虚弱，祛邪攻泻之品不宜多用；而幼儿稚阳之体不可峻补。

遗传因素、身体素质对抗病能力及药物反应存在较大差异。个体差异，如高敏性、耐受性等，也见于中药应用之中。如天麻蜜环菌片、伤湿止痛膏等都有变态反应（过敏反应）报道。

（2）病理状况　机体所处的病理状况不同，对药物的作用也有影响。如肝病患者的肝肾功能低下时，可影响药物在体内代谢和排泄，而使药物作用延长；药物也容易积蓄，甚或造成中毒。机体的功能状态不同，药物的作用也不同，如当归能使痉挛状态的子宫平滑肌松弛，也能使处于松弛状态的子宫平滑肌收缩力增强，呈现双向调节作用。

### 3. 环境因素

环境因素包括地理条件、气候寒暖、饮食起居、家庭环境等，其对人体产生的影响也会影响到药物的作用。中医学特别强调，机体的某些生理活动随昼夜交替、四时变更，而呈现周期性、节律性变化，这些机体状态的变化可以影响某些药物的效应等。

# 第二章

# 常用外用中成药的制剂

## 第一节　软膏剂、乳膏剂

软膏剂在我国应用很早，是古老的剂型之一。《灵枢·痈疽》中即有“涂以豚膏”的记载；汉代张仲景在《金匮要略》中记载有软膏剂及其制法和使用，所用基质多为植物油，故又称油膏剂。现今，半合成的脂肪酸、醇研究进展迅猛，使软膏的质量有所提高。随着石油化学工业的迅速发展，广泛采用凡士林、石蜡等烃类物质作为基质；随着高分子材料的发展，新型乳剂基质和水溶性基质的品种也明显增多，从而制成较为理想的软膏剂。

近年来，利用“经皮给药方便、可随时终止给药”这一特点，通过皮肤给药而作用全身的制剂日趋增多。但由于皮肤病灶深浅不同，所要求发挥作用的部位也有深浅，即有些软膏须在皮肤表层发挥作用，有些软膏则须使药物透入皮肤后发挥局部作用或全身作用。应当注意的是，由于所用基质的性质、病患的面积或用于破损的皮肤以及用药时间过长等因素的影响，软膏中的药物有可能被人体吸收而发生不良反应或中毒。

### 一、制剂定义

软膏剂系指原料药物与油脂性或水溶性基质混合制成的均匀的半固体外用制剂。因原料药物在基质中分散状态不同，分为溶液型软膏剂、混悬型软膏剂及乳剂型软膏剂。溶液型软膏剂为原料药物溶解（或共熔）于基质或基质组分中制成的软膏剂；混悬剂软膏剂为原料药物细粉均匀分散于基质中制成的软膏剂；乳膏剂，即乳剂型软膏，系指原料药物溶解或分散于乳状液型基质中形成的均匀半固体制剂。乳膏剂由于基质不同，可分为水包油型乳膏剂（O/W 型）和油包水型乳膏剂（W/O 型）。

软膏剂主要起润滑皮肤、保护创面和局部治疗作用；某些药物透皮吸收后，亦能产生全身治疗作用；新基质的不断开发、药物透皮吸收机制与途径的研究、生产工艺的革新、生产与包装自动化程度的不断提高，使软膏剂在医疗保健及劳动防护等方面发挥了越来越大的作用。

## 二、制剂分类

### 1. 按分散系统分类

可分为溶液型、混悬型和乳剂型三类。类似于软膏剂但在性质上有区别的则有糊剂、凝胶剂、刚性泡沫剂等。

### 2. 按软膏剂中药物作用的深度分类

大体上可分成三大类。

（1）作用局限在皮肤表面的软膏剂，如防裂软膏。

（2）透过皮肤表面，在皮肤里面发挥作用的软膏剂，如激素软膏、癣净软膏等。

（3）穿透真皮层被吸收进入体循环，发挥全身治疗作用的软膏剂，如治疗结核的啤酒花软膏等。

### 3. 根据基质的不同分类

（1）以油脂性基质如凡士林、羊毛脂等油脂性基质制备的软膏剂称为油膏剂。

（2）以乳剂型基质制成的易于涂布的软膏剂称为乳膏剂。

（3）药物与能形成凝胶的辅料制成的软膏剂一般称为凝胶剂。

（4）药物粉末含量一般在25%以上的软膏剂称为糊剂。

## 三、制剂工艺及质量评定

### 1. 制剂工艺

软膏剂的制备方法有研和法、熔合法、乳化法，可根据药物与基质的性质、生产规模及设备条件选择适当的制备方法。一般来说，溶液型或混悬型软膏剂多采用研和法和熔合法，乳膏剂则采用乳化法。

（1）基质的处理　基质处理主要是针对油脂性基质的，若质地纯净可直接取用，若混有机械性异物需要加热熔融，用细布或120目铜丝筛网趁热过滤，加热至160℃、1h灭菌并除去水分。忌用直火加热以防起火，用蒸汽加热时，夹层中蒸汽压力应达到0.5MPa。

（2）药物加入的一般方法　为了减少软膏对病患部位的机械性刺激，提高疗效，制剂必须均匀细腻，不含固体粗粒。药物的加入方法主要由药物的性质决定，以分散均匀为目的。可归纳为以下几种方法。

① 药物可直接溶于基质中时，油溶性药物溶于液体油中，再与油脂性基质混

合成为油脂性溶液型软膏；水溶性药物溶于少量水中后，与水溶性基质混匀后成为水溶性溶液型软膏；不溶性药物也可用少量水溶解，再用羊毛脂吸收后加入油脂性基质中。此类软膏剂多为溶液型。

② 药物不溶于基质或基质的任何组分中时，必须将药物粉碎成细粉（全部通过五号筛，过六号筛者不少于95%，眼膏中的药物应过九号筛），取药粉先与少量基质或液体成分如液体石蜡、植物油、甘油研匀成糊状，再与其余基质混匀。

③ 具有特殊性质的药物如半固体黏稠性药物（如鱼石脂、煤焦油有一定极性，不易与凡士林混匀），可直接与基质混合，必要时先与少量羊毛脂或吐温类混合，再与凡士林等油脂性基质混合；若药物有共熔性组分（如樟脑、薄荷脑、麝香草酚等）时，可先研磨使其共熔，再与基质混合；单独使用时可用少量适宜溶剂溶解，再加入基质中混匀。中药浸出物为液体（如煎剂、流浸膏）时，可先浓缩至稠膏状再加入基质中，固体浸膏可加入少量水或稀醇研成糊状，再与基质混合。受热易破坏或挥发性药物，制备时又采用了熔合法或乳化法时，应等到基质冷却至40℃以下再加入，以减少破坏或损失。

（3）制备方法

① 研和法　用于半固体油脂性基质或主药对热不稳定的软膏制备。少量制备可在软膏板上或乳钵中，大量生产时采用电动乳钵，混入基质中的药物常是不溶于基质的。方法是先取药物与部分基质或适宜液体研磨成细腻糊状，再递加其余基质研匀，直到制成软膏，涂于皮肤无颗粒感。

② 熔合法　凡软膏中所含基质的熔点不相同，常温下不能均匀混合者采用此法。油脂性基质大量制备时，也常采用熔合法。在熔融操作时，采用蒸发皿或蒸汽夹层锅进行，一般是先将熔点最高的基质加热熔化，然后将余下基质依熔点高低顺序逐一加入（此时加热温度可适度降低），待全部基质熔化后，再加入液体成分和药物（溶解或混悬其中），以避免低熔点物质受热分解。在熔融和冷凝过程中，均应不断搅拌，使成品均匀光滑，并通过胶体磨或研磨机进一步混匀，使软膏均匀、细腻、无颗粒感。

③ 乳化法　是专门用于制备乳膏剂的方法。将处方中油脂性和油溶性组分一并加热熔化至80℃左右成为油相，用纱布过滤，保持油相温度在80℃左右；另将水溶性组分溶于水，并加热至与油相相同温度，或略高于油相温度（防止两相混合时油相组分过早析出或凝结），油、水两相混合，不断搅拌，直至乳化完成并冷凝成膏状物即得。油、水均不溶解的组分最后加入，混匀。如有需要，在乳膏冷至30℃左右时可再用胶体磨或研磨机研磨，得到更加细腻、均匀的产品。

乳化法中水、油两相的混合有三种方法：①两相同时掺和，适用于连续或大批量生产，需要一定的设备，如输送泵、连续混合装置等；②分散相加到连续相中，适用于含小体积分散相的乳剂系统；③连续相加到分散相中，适用于多数乳剂系统，在混合过程中引起乳剂转型，从而产生更为细小的分散相粒子。如制备O/W

型乳剂型基质时，水相在搅拌下缓缓加到油相中，开始时水相的浓度低于油相的浓度，形成 W/O 型乳剂，当更多的水加入时，乳剂黏度继续增加，W/O 型乳剂的体积也扩大到最大限度，超过此限，乳剂黏度降低，发生乳剂转型而成 O/W 型乳剂，使内相（O 相）得以更细地分散。

### 2. 制剂质量评定

《中华人民共和国药典》2020 年版规定：除另有规定外，软膏剂、乳膏剂应进行以下相应检查。

**【粒度】** 除另有规定外，混悬型软膏剂、含饮片细粉的软膏剂照下述方法检查，应符合规定。

检查法 取供试品适量，置于载玻片上涂成薄层，薄层面积相当于盖玻片面积，共涂 3 片，照粒度和粒度分布测定法（通则 0982 第一法）测定，均不得检出大于 180μm 的粒子。

**【装量】** 照最低装量检查法（通则 0942）检查，应符合规定。

**【无菌】** 用于烧伤［除程度较轻的烧伤（Ⅰ°或浅Ⅱ°外）］、严重创伤或临床必须无菌的软膏剂与乳膏剂，照无菌检查法（通则 1101）检查，应符合规定。

**【微生物限度】** 除另有规定外，照非无菌产品微生物限度检查：微生物计数法（通则 1105）和控制菌检查法（通则 1106）及非无菌药品微生物限度标准（通则 1107）检查，应符合规定。

## 四、生产和贮藏期间的有关规定与产品举例

### 1. 生产和贮藏期间的有关规定

《中华人民共和国药典》2020 年版规定：软膏剂、乳膏剂在生产与贮藏期间应符合下列有关规定。

（1）软膏剂、乳膏剂选用基质应根据各剂型特点、原料药物的性质，以及产品的疗效、稳定性及安全性。基质也可由不同类型基质混合组成。软膏剂、乳膏剂根据需要可加入保湿剂、抑菌剂、增稠剂、稀释剂、抗氧剂及透皮促进剂。

（2）软膏剂基质可分为油脂性基质和水溶性基质。油脂性基质常用的有凡士林、石蜡、液状石蜡、硅油、蜂蜡、硬脂酸、羊毛脂等；水溶性基质主要有聚乙二醇。

（3）乳膏剂常用的乳化剂可分为水包油型和油包水型。水包油型乳化剂有钠皂、三乙醇胺皂类、脂肪醇硫酸（酯）钠类和聚山梨酯类等；油包水型乳化剂有钙皂、羊毛脂、单甘油酯、脂肪醇等。

（4）除另有规定外，加入抑菌剂的软膏剂、乳膏剂在制剂确定处方时，该处方的抑菌效力应符合抑菌效力检查法（通则 1121）的规定。

（5）软膏剂、乳膏剂基质应均匀、细腻，涂于皮肤或黏膜上应无刺激性。软膏

剂中不溶性原料药物，应预先用适宜的方法制成细粉，确保粒度符合规定。

（6）软膏剂、乳膏剂应具有适当的黏稠度，应易涂布于皮肤或黏膜上，不融化，黏稠度随季节变化应很小。

（7）软膏剂、乳膏剂应无酸败、异臭、变色、变硬等变质现象。乳膏剂不得有油水分离及胀气现象。

（8）除另有规定外，软膏剂应避光密封贮存。乳膏剂应避光密封置25℃以下贮存，不得冷冻。

（9）软膏剂、乳膏剂所用内包装材料，不应与原料药物或基质发生物理化学反应，无菌产品的内包装材料应无菌。

（10）软膏剂、乳膏剂用于烧伤治疗如为非无菌制剂的，应在标签上标明"非无菌制剂"；产品说明书中应注明"本品为非无菌制剂"，同时在适应证下应明确"用于程度较轻的烧伤（Ⅰ°或浅Ⅱ°）"；注意事项下规定"应遵医嘱使用"。

### 2. 产品举例

#### (1) 油性基质软膏

① 老鹳草软膏

**【处方】** 老鹳草1000g。

**【制法】** 取老鹳草，加水煎煮2次，每次1h，煎液滤过，滤液合并，浓缩至相对密度为1.05～1.10（80～85℃），加等量的乙醇使沉淀，静置，滤取上清液，浓缩至适量，加入羟苯乙酯0.3g、羊毛脂50g与凡士林适量，混匀，制成1000g即得。

**【功能与主治】** 除湿解毒，收敛生肌。用于湿毒蕴结所致的湿疹、痈、疔、疮、疖及小面积水、火烫伤。

**【用法与用量】** 外用。摊于纱布上贴患处，一日一次。

② 紫草软膏

**【处方】** 紫草500g，当归150g，防风150g，地黄150g，白芷150g，乳香150g，没药150g，麻油6000g，蜂蜡2000g。

**【制法】** 以上七味中药，除紫草外，乳香、没药粉碎成细粉，过筛；当归、防风、地黄、白芷四味碎断，取食用麻油6000g，同置锅内炸枯，去渣；将紫草用水润湿，置锅内炸至油呈紫红色，去渣，滤过。另加蜂蜡熔化，待温，加入上述粉末，搅匀，即得。

**【功能与主治】** 化腐生肌，解毒止痛。用于热毒蕴结所致的溃疡，症见疮面疼痛、疮色鲜活、脓腐将尽。

**【用法与用量】** 外用。摊于纱布上贴患处，每隔1～2日换药一次。

### (2) 乳剂型基质软膏

康妇软膏

**【处方】** 白芷 145g，蛇床子 145g，花椒 145g，青木香 30g，冰片 30g。

**【制法】** 以上五味，除冰片外，其余白芷等四味用水蒸气蒸馏，分别收集芳香水及水煎液，芳香水进行重蒸馏，得精馏液；水煎液滤过，滤液浓缩至相对密度约为 1.20（25℃）的清膏，加乙醇使含醇量达 70%，静置，取上清液用 10% 氢氧化钠溶液调节 pH 值至 8.0，静置过夜，回收乙醇，灭菌 30min，与精馏液合并，搅匀，备用；冰片研为细粉，过筛，备用。另将油相硬脂酸、羊毛脂、液状石蜡与水相三乙醇胺、甘油、蒸馏水分别加热至约 70℃，在搅拌下，将水相加入油相中，冷却至 40℃，加适量防腐剂，搅匀，制成基质。取上述药液，加热至 50～60℃，加入基质中，搅拌，加入冰片细粉，搅匀使色泽一致，制成软膏 1000g，即得。

**【功能与主治】** 祛风燥湿，杀虫止痒，防腐生肌。用于外阴炎、外阴溃疡或阴道炎等引起的外阴或阴道充血，肿胀，灼热，疼痛，分泌物增多或局部溃烂、瘙痒等。

**【用法与用量】** 外用。涂于洗净的患处，一日 2～4 次。

## 第二节　贴膏剂

贴膏剂为一些长期性疾病、慢性疾病和局部镇痛、消炎等疾病的治疗及预防提供了一种简单、方便、有效的给药方式，贴膏剂、贴剂中的药物经皮肤渗透产生疗效，能避免“首过效应”，避免药物在胃肠道的破坏；使用方便，根据病情需要，可随时粘贴或撕掉，提高患者的依从性；有些全身用药的透皮贴剂贴于完整的皮肤表面上，药物可较长时间地恒速释放，减少给药次数；作用强、剂量小的药物是制备贴膏剂、贴剂的理想选择，但对皮肤具有强烈刺激性、致敏性的药物不宜制成贴膏剂、贴剂。

### 一、制剂定义

贴膏剂系指将原料药物与适宜的基质制成膏状物，涂布于背衬材料上供皮肤贴敷，可产生全身性或局部作用的一种薄片状柔性制剂。贴膏剂通常由含有活性物质的支撑层和背衬层以及覆盖在药物释放表面上的盖衬层组成，盖衬层起防黏和保护制剂的作用。常用的背衬材料有棉布、无纺布、纸等；常用的盖衬材料有防黏纸、塑料薄膜、铝箔-聚乙烯复合膜、硬质纱布等。

## 二、制剂分类

贴膏剂包括凝胶贴膏（原巴布膏剂或凝胶膏剂）、橡胶贴膏（原橡胶膏剂）和贴剂。

凝胶贴膏系指原料药物与适宜的亲水性基质混匀后涂布于背衬材料上制成的贴膏剂。常用基质有聚丙烯酸钠、羧甲纤维素钠、明胶、甘油和微粉硅胶等。

橡胶贴膏系指原料药物与橡胶等基质混匀后涂布于背衬材料上制成的贴膏剂。橡胶贴膏的常用制备方法有溶剂法和热压法。常用溶剂为汽油和正己烷，常用基质有橡胶、热塑性橡胶、松香、松香衍生物、凡士林、羊毛脂和氧化锌等，也可用其他适宜溶剂和基质。

贴剂系指原料药物与适宜的高分子材料制成的供贴敷在皮肤上的，可产生全身性或局部作用的一种薄片状柔性制剂。贴剂可用于完整皮肤表面，也可用于有疾患或不完整的皮肤表面；其中用于完整皮肤表面能将药物输送透过皮肤进入人血液循环起全身作用的贴剂称为透皮贴剂，透皮贴剂通过扩散而起作用，其释放速度受到药物浓度影响。

## 三、制剂工艺及质量评定

### 1. 制剂工艺

凝胶膏剂的制备工艺主要包括基质原料和药物的前处理、基质成型和制剂成型三部分。基质原料类型及其配比、基质与药物的比例、配制程序等均影响凝胶膏剂的成型。基质的性能是决定凝胶膏剂质量优劣的重要因素，黏附性与赋形性是基质处方筛选的重要评价指标。

橡胶膏剂的制备方法常用的有溶剂法和热压法。

（1）溶剂法　常用的溶剂为汽油、正己烷，制备工艺流程如下。

① 药料处理　药材用适当的有机溶剂和方法提取、滤过、浓缩后备用，化学药物则粉碎成细粉或溶于溶剂中。

② 制膏料　取生橡胶洗净，在50～60℃干燥或晾干后，切成大小适宜的条块，在炼胶机中塑炼成网状薄片，摊开放冷，消除静电后，浸于适量汽油中浸泡18～24h，待完全溶胀成凝胶状后移入打膏机中，搅拌3～4h后，分次加入凡士林、羊毛脂、氧化锌和松香等制成基质，再加入药物浸膏或细粉，继续搅拌成均匀胶浆，经滤胶机过滤后的膏浆即为膏料。

③ 涂膏　将膏料置于装好布裱褙的涂膏机上涂膏。

④ 回收溶剂　涂布了膏料的胶布，以一定的速度经过封闭的加热干燥和溶剂回收装置，进行干燥后卷于滚筒上。

⑤ 加衬、切割及包装　先将膏布在切割机上切成一定宽度，再移至纱布卷筒装置上，使膏面上覆盖一层硬质纱布或塑料薄膜，再切割成小块后包装。

（2）热压法　取橡胶洗净，在 50～60℃干燥或晾干后，切成大小适宜的条块，在炼胶机中塑炼成网状薄片，加入油脂性药物等，待溶胀后再加入其他药物和锌钡白、松香等，炼压均匀，放入烘箱 60℃以上 20～30min，即可保温，涂膏，切割，加衬，包装。该法在制膏工艺中省去了汽油，且制成的膏药黏性小而持久，剥离时不伤皮肤，成品的香味也较好。

透皮贴剂制备一般都包括膜材的加工、膜材的改性和膜材的复合与成型三个步骤。

### 2. 制剂质量评定

《中华人民共和国药典》2020 年版规定：除另有规定外，贴膏剂、贴剂应进行以下相应检查。

**【含膏量】**橡胶贴膏照第一法检查，凝胶贴膏照第二法检查。

第一法：取供试品 2 片（每片面积大于 $35cm^2$ 的应切取 $35cm^2$），除去盖衬，精密称定，置于同一个有盖玻璃容器中，加适量有机溶剂（如三氯甲烷、乙醚等）浸渍，并时时振摇，待背衬与膏料分离后，将背衬取出，用上述溶剂洗涤至背衬无残附膏料，挥去溶剂，在 105℃干燥 30min，移至干燥器中，冷却 30min，精密称定，减失重量即为膏重，按标示面积换算成 $100cm^2$ 的含膏量，应符合各品种项下的规定。

第二法：取供试品 1 片，除去盖衬，精密称定，置烧杯中，加适量水，加热煮沸至背衬与膏体分离后，将背衬取出，用水洗涤至背衬无残留膏体，晾干，在 105℃干燥 30min，移至干燥器中，冷却 30min，精密称定，减失重量即为膏重，按标示面积换算成 $100cm^2$ 的含膏量，应符合各品种项下的规定。

**【耐热性】**除另有规定外，橡胶贴膏取供试品 2 片，除去盖衬，在 60℃加热 2h，放冷后，背衬应无渗油现象；膏面应有光泽，用手指触试应仍有黏性。

**【赋形性】**取凝胶贴膏供试品 1 片，置 37℃、相对湿度 64%的恒温恒湿箱中 30min，取出，用夹子将供试品固定在一平整钢板上，钢板与水平面的倾斜角为 60°，放置 24h，膏面应无流淌现象。

**【黏附力】**除另有规定外，凝胶贴膏照黏附力测定法（通则 0952 第一法）测定、橡胶贴膏照黏附力测定法（通则 0952 第二法）测定，均应符合各品种项下的规定。

**【含量均匀度】**凝胶贴膏，除另有规定或来源于动、植物多组分且难以建立测定方法的，照含量均匀度检查法（通则 0941）测定，应符合规定。

**【微生物限度】**除另有规定外，照非无菌产品微生物限度检查：微生物计数法（通则 1105）和控制菌检查法（通则 1106）及非无菌药品微生物限度标准（通则 1107）检查，凝胶贴膏应符合规定，橡胶贴膏每 $10cm^2$ 不得检出金黄色葡萄球菌和铜绿假单胞菌。

## 四、生产和贮藏期间的有关规定与产品举例

### 1. 生产和贮藏期间的有关规定

《中华人民共和国药典》2020年版规定：贴膏剂、贴剂在生产与贮藏期间应符合下列有关规定。

（1）贴膏剂、贴剂所用的材料及辅料应符合国家标准有关规定，并应考虑到贴剂局部刺激性和药物性质的影响。

（2）贴膏剂、贴剂根据需要可加入表面活性剂、乳化剂、保湿剂、抑菌剂、抗氧剂或透皮促进剂等。

（3）贴膏剂、贴剂外观应完整光洁，有均一的应用面积，冲切口应光滑无锋利的边缘。

（4）原料药物可以溶解在溶剂中，填充入贮库，贮库应无气泡和泄漏。原料药物如混悬在制剂中则必须保证混悬和涂布均匀。

（5）粘贴层涂布应均匀，用有机溶剂涂布的贴膏剂、贴剂，应对残留溶剂进行检查。

（6）采用乙醇等溶剂应在标签中注明过敏者慎用。

（7）贴膏剂、贴剂的黏附力等应符合要求。

（8）除另有规定外，贴膏剂、贴剂应密封贮存。

（9）除另有规定外，贴膏剂、贴剂应在标签和/或说明书中注明每贴所含药物剂量、总的作用时间及药物释放的有效面积。透皮贴剂应在标签和/或说明书中注明贴剂总的作用时间及释药速率，每贴所含药物剂量及药物释放的有效面积；当无法标注释药速率时，应标明每贴所含药物剂量、总的作用时间及药物释放的有效面积。

### 2. 产品举例

#### (1) 橡胶膏剂

伤湿止痛膏

**【处方】** 伤湿止痛流浸膏50g，水杨酸甲酯15g，薄荷脑10g，冰片10g，樟脑20g，芸香浸膏12.5g，颠茄流浸膏30g，生橡胶16kg，松香16kg，羊毛脂4kg，凡士林1.5kg，液体石蜡1kg，氧化锌20kg，汽油45kg。

**【制法】** 以上七味，伤湿止痛流浸膏系取生草乌、生川乌、乳香、没药、生马钱子、丁香各1份，肉桂、荆芥、防风、老鹳草、香加皮、积雪草、骨碎补各2份，白芷、山柰、干姜各3份，粉碎成粗粉，用90%乙醇制成相对密度约为1.05的流浸膏；按处方量称取各药，另加3.7～4.0倍重的由橡胶、松香等制成的基质，制成涂料。进行涂膏，切段，盖衬，切成小块，即得。

**【功能与主治】** 祛风湿，活血止痛。用于风湿性关节炎、肌肉疼痛、关节肿痛。

【用法与用量】外用，贴于患处。

### (2) 凝胶膏剂

芳香凝胶膏剂

【处方】聚丙烯酸钠 5 份，淀粉丙酸酯 5 份，二氧化钛 0.25 份，甘油 40 份，薰衣草油 0.6 份，二氧化硅 3 份，尼泊金甲酯 0.1 份，尼泊金丙酯 0.05 份，乙醇 1 份，聚山梨酯-80 0.05 份，酒石酸 0.5 份，乙酸乙烯酯 3 份，氢氧化铝干凝胶 0.05 份，水适量。

【制法】将上述物质加水适量混匀，涂布于无纺纤维织物上。盖上防粘层，即得。

【功能与主治】具有芳香治疗作用，贴于体表后产生轻松和兴奋的感觉。

【用法与用量】外用，贴患处，每隔 1 日换药一次。

### (3) 贴剂

东莨菪碱透皮贴剂

| 【处方】组成 | 药物贮库层（份） | 黏附层（份） |
|---|---|---|
| 聚异丁烯 MML-100 | 29.2 | 31.8 |
| 聚异丁烯 LM-MS | 36.5 | 39.8 |
| 矿物油 | 58.4 | 63.6 |
| 东莨菪碱 | 15.7 | 4.6 |
| 氯甲烷 | 860.2 | 360.2 |

【制法】按药物贮库层处方和黏附层处方量称取各成分，分别溶解，将药物贮库层溶液涂布在 65μm 厚的铝塑膜上，烘干或自然干燥形成约 50μm 厚的药物贮库层；将黏附层溶液涂布 200μm 厚的硅纸上，干燥，制成约 5μm 厚的黏附层；将 25μm 厚的聚丙烯控释膜复合到药物贮库层上，将黏附层复合到控释膜的另一面，切成 $1cm^2$ 的圆形贴剂。

【功能与主治】预防晕动病伴发的恶心、呕吐。

【用法与用量】于上车船前将其贴于耳后无毛处，药效可维持 72h。

## 第三节　凝胶剂

中药凝胶剂就是在传统中药制剂的基础上结合现代医药技术研制出来的凝胶类药物。中药凝胶剂是一种新型的中药外用制剂，它具有涂展性好、无油腻感、易于清洗、透皮吸收好等特点。常用于皮肤或黏膜疾病的治疗，其在对患者进行治疗的过程中，具有药力发挥的时间长及药物的起效快等优势，因此，此类药物目前在临床上得到了较为广泛的应用。

## 一、制剂定义

凝胶剂系指原料药物与能形成凝胶的辅料制成的具凝胶特性的稠厚液体或半固体制剂。除另有规定外，凝胶剂限局部用于皮肤及体腔，如鼻腔、阴道和直肠等。

## 二、制剂分类

乳状液型凝胶剂又称为乳胶剂。由高分子基质如西黄蓍胶制成的凝胶剂也可称为胶浆剂。小分子无机原料药物如氢氧化铝凝胶剂是由分散的药物小粒子以网状结构存在于液体中，属两相分散系统，也称混悬型凝胶剂。混悬型凝胶剂可有触变性，静止时呈半固体而搅拌或振摇时成为液体。

凝胶剂基质属单相分散系统，有水性与油性之分。水性凝胶基质一般由水、甘油或丙二醇与纤维素衍生物、卡波姆和海藻酸盐、西黄蓍胶、明胶、淀粉等构成；油性凝胶基质由液状石蜡与聚乙烯或脂肪油与胶体硅或铝皂、锌皂等构成。

## 三、制剂工艺及质量评定

### 1. 制剂工艺

凝胶剂通常是将基质材料在溶剂中溶胀，制备成凝胶基质，再加入药物溶液及其他附加剂。水溶性药物可以先溶于水或甘油，水不溶性药物粉末与水或甘油研磨后，再与凝胶基质混合，搅拌均匀即可。对有无菌度要求的凝胶剂，应注意无菌操作或采用适宜的方法灭菌。制备时应考虑基质溶胀、溶解条件，加入药物、附加剂对基质凝胶的影响，当使用卡波姆作为基质时，应考虑 pH 值对基质稠度的影响等，同时也应注意基质与其他成分的配伍禁忌。

### 2. 制剂质量评定

《中华人民共和国药典》2020 年版规定：除另有规定外，凝胶剂应进行以下相应检查。

**【粒度】**除另有规定外，混悬型凝胶剂照下述方法检查，应符合规定。

检查法　取供试品适量，置于载玻片上，涂成薄层，薄层面积相当于盖玻片面积，共涂 3 片，照粒度和粒度分布测定法（通则 0982 第一法）测定，均不得检出大于 18$\mu$m 的粒子。

**【装量】**照最低装量检查法（通则 0942）检查，应符合规定。

**【无菌】**除另有规定外，用于烧伤［除程度较轻的烧伤（Ⅰ°或浅Ⅱ°外）］、严重创伤或临床必须无菌的照无菌检查法（通则 1101）检查，应符合规定。

**【微生物限度】**除另有规定外，照非无菌产品微生物限度检查：微生物计数法（通则 1105）和控制菌检查法（通则 1106）及非无菌药品微生物限度标准（通则 1107）检查，应符合规定。

### 四、生产和贮藏期间的有关规定与产品举例

《中华人民共和国药典》2020 年版规定：凝胶剂在生产与贮藏期间应符合下列有关规定。

（1）混悬型凝胶剂中胶粒应分散均匀，不应下沉、结块。

（2）凝胶剂应均匀、细腻，在常温时保持胶状，不干涸或液化。

（3）凝胶剂根据需要可加入保湿剂、抑菌剂、抗氧剂、乳化剂、增稠剂和透皮促进剂等。除另有规定外，在制剂确定处方时，该处方的抑菌效力应符合抑菌效力检查法（通则 1121）的规定。

（4）凝胶剂一般应检查 pH 值。

（5）除另有规定外，凝胶剂应避光、密闭贮存，并应防冻。

（6）凝胶剂用于烧伤治疗如为非无菌制剂的，应在标签上标明“非无菌制剂”；产品说明书中应注明“本品为非无菌制剂”，同时在适应证下应明确“用于程度较轻的烧伤Ⅰ°或浅Ⅱ°”；注意事项下规定“应遵医嘱使用”。

## 第四节　膜　　剂

膜剂是在 20 世纪 60 年代开始研究并应用的一种新型制剂；20 世纪 70 年代国内对膜剂的研究应用已有较大发展，并投入生产。目前国内正投入生产的膜剂有 30 余种。其很受临床欢迎，可用于口腔科、眼科、耳鼻喉科、创伤科、烧伤科、皮肤科、妇科等，供口服、口含、舌下、眼结膜囊内、阴道内给药，皮肤或黏膜创伤表面的贴敷等。一些膜剂尤其是鼻腔、皮肤用药膜亦可起到全身作用，加之膜剂本身体积小、重量轻，随身携带极为方便，故在临床应用上有取代部分片剂、软膏剂和栓剂的趋势。

### 一、制剂定义

膜剂系指原料药物与适宜的成膜材料经加工制成的膜状制剂。供口服或黏膜用。

## 二、制剂分类

膜剂的给药途径广，可口服、口含、舌下、眼结膜囊内和阴道内给药，也可用于皮肤和黏膜创伤、烧伤或炎症表面的覆盖。膜剂分为单层膜、多层膜复合与夹心膜等；按给药途径分类，分为口服膜剂、口腔膜剂、眼用膜剂、阴道用膜剂、皮肤或黏膜用膜剂。

膜剂形状、大小和厚度等视用药部位的特点和含药量而定。一般膜剂的厚度为0.05～0.2mm，面积为1$cm^2$的可供口服、0.5$cm^2$的供眼用。

## 三、制剂工艺及质量评定

### 1. 制剂工艺

膜剂的制备方法有涂膜法、热塑法、复合制膜法等，常用的制备方法为涂膜法，涂膜法制备膜剂的工艺流程为：溶浆→加药、匀浆（脱泡）→涂膜→干燥、灭菌→分剂量、包装。

（1）溶浆　取成膜材料加水或其他适宜的溶剂浸泡使溶解，必要时于水浴上加热溶解，滤过。

（2）加药、匀浆　水溶性药物直接与着色剂、增塑剂及表面活性剂等一起加入溶浆中，搅拌使溶解；非水溶性药物研成极细粉或制成微晶，再与甘油或聚山梨酯-80研匀，与浆液搅匀、静置，以除去气泡。

（3）涂膜　将除去气泡的药物浆液置入涂膜机的流液嘴中，浆液经流液嘴流出，涂布在预先涂有少量液状石蜡的不锈钢平板循环带上，使成厚度和宽度一致的涂层。

（4）干燥、灭菌　涂层经热风（80～100℃）干燥，迅速成膜，到达主动轮后，药膜从循环带上剥落，进而被卷入卷膜盘上。

（5）分剂量、包装　干燥后的药膜经含量测定，计算单剂量的药膜面积。按单剂量面积分割、包装，即得。

### 2. 制剂质量评定

《中华人民共和国药典》2020年版规定：除另有规定外，膜剂应进行以下相应检查。

**【重量差异】**照下述方法检查，应符合规定。

检查法　除另有规定外，取供试品20片，精密称定总重量，求得平均重量，再分别精密称定各片的重量。每片重量与平均重量相比较，按表中的规定，超出重量差异限度的不得多于2片，并不得有1片超出限度的1倍。

| 平均重量 | 重量差异限度 |
| --- | --- |
| 0.02g及0.02g以下 | ±15% |
| 0.02g以上至0.2g | ±10% |
| 0.2g以上 | ±7.5% |

凡进行含量均匀度检查的膜剂，一般不再进行重量差异检查。

**【微生物限度】** 除另有规定外，照非无菌产品微生物限度检查：微生物计数法（通则1105）和控制菌检查法（通则1106）及非无菌药品微生物限度标准（通则1107）检查，应符合规定。

## 四、生产和贮藏期间的有关规定与产品举例

### 1. 生产和贮藏期间的有关规定

《中华人民共和国药典》2020年版规定：膜剂在生产与贮藏期间应符合下列有关规定。

（1）原辅料的选择应考虑到可能引起的毒性和局部刺激性。常用的成膜材料有聚乙烯醇、丙烯酸树脂类、纤维素类及其他天然高分子材料。

（2）膜剂常用涂膜法、热塑法、复合制膜法等方法制备。原料药物如为水溶性，应与成膜材料制成具有一定黏度的溶液；如为不溶性原料药物，应粉碎成极细粉，并与成膜材料等混合均匀。

（3）膜剂外观应完整光洁、厚度一致、色泽均匀、无明显气泡。多剂量的膜剂，分格压痕应均匀清晰，并能按压痕撕开。

（4）膜剂所用的包装材料应无毒性、能够防止污染、方便使用，并不能与原料药物或成膜材料发生理化作用。

（5）除另有规定外，膜剂应密封贮存，防止受潮、发霉和变质。

### 2. 产品举例

#### 爽口托疮膜

**【处方】** 黄柏100g，冰片40g，甘草10g，青黛5g，白及胶50g。

**【制法】** 上述五味，黄柏、甘草加水煎煮两次，每次2h，合并煎液，滤过，滤液浓缩；将青黛与34%甘油溶液150mL研磨均匀，加入上述药液中混匀，再将冰片溶于75%乙醇300mL中，加入白及胶粉后，与上述药液混合，搅拌至溶解，涂膜，切割成3000片，即得。

**【功能与主治】** 清湿解热，泻火毒，收敛生肌。用于口疮。

**【用法与用量】** 取膜贴于疮面，一日2～3次。

# 第五节　搽　剂

在我国现存最早的出土于马王堆汉墓的医方著作《五十二病方》中记载："以黄柃（芩），黄柃（芩）长三寸，合卢大如豆卅，去皮而并治。㨉（捣）而煮之，令沸，而湑去其宰（滓），即以汁凄夕（下）。"这是搽剂最早的记录，由此可以知道搽剂为天然药物制剂，即利用自然界中常见的某种药物不加炮制而稍作加工后直接使用，为人类早期对天然药物的一种原生态使用方法。后又出现于晋朝葛洪《肘后备急方》，书中提到："蔓荆子三分，附子二枚，生用并碎之，二物以酒七升和。"搽剂在晋朝已发展到用溶剂制备，后来随着工艺的不断进步，搽剂逐渐发展到现在的外用液体制剂，如麝香祛痛搽剂、米诺地尔搽剂等。

## 一、制剂定义

搽剂系指原料药物用乙醇、油或适宜的溶剂制成的液体制剂，供无破损皮肤揉擦用。

## 二、制剂分类

搽剂起镇痛、收敛、消炎、杀菌、抗刺激等作用。起镇痛、抗刺激作用的搽剂，多用乙醇为分散剂，使用时用力揉搽，可增加药物的渗透性。搽剂分为溶液型、混悬型、乳剂型搽剂。

不同用途的搽剂分散剂不同。

（1）保护和滋润皮肤的搽剂多用油为分散剂，如骨质宁涤剂。

（2）止痛和抗炎的搽剂多用乙醇或二甲基亚砜稀释液为分散剂，可增加穿透作用。

（3）起镇痛、抗刺激作用的搽剂，多用乙醇为分散剂，使用时用力揉搽，可增加药物的渗透性。

## 三、制剂工艺及质量评定

### 1. 制剂工艺及方法

搽剂为液体制剂，同溶液剂、混悬剂和乳剂的制备工艺；常用的制备方法有溶解法、稀释法、乳化法等。

### 2. 制剂质量评定

《中华人民共和国药典》2020 年版规定：除另有规定外，搽剂应进行以下相应检查。

**【装量】**除另有规定外，照最低装量检查法（通则 0942）检查，应符合规定。

**【微生物限度】**除另有规定外，照非无菌产品微生物限度检查：微生物计数法（通则 1105）和控制菌检查法（通则 1106）及非无菌药品微生物限度标准（通则 1107）检查，应符合规定。

## 四、生产和贮藏期间的有关规定与产品举例

### 1. 生产和贮藏期间的有关规定

《中华人民共和国药典》2020 年版规定：搽剂在生产与贮藏期间应符合下列有关规定。

（1）搽剂常用的溶剂有水、乙醇、液状石蜡、甘油或植物油等。

（2）搽剂在贮存时，乳状液若出现油相与水相分离，经振摇后应能重新形成乳状液；混悬液若出现沉淀物，经振摇应易分散，并具足够稳定性，以确保给药剂量的准确。易变质的搽剂应在临用前配制。

（3）搽剂用时可加在绒布或其他柔软物料上，轻轻涂裹患处，所用的绒布或其他柔软物料需洁净。

（4）除另有规定外，以水或稀乙醇为溶剂的一般应检查相对密度、pH 值；以乙醇为溶剂的应检查乙醇量；以油为溶剂的应无酸败等变质现象，并应检查折光率。

（5）搽剂应稳定，根据需要可加入抑菌剂或抗氧剂。除另有规定外，在制剂确定处方时，该处方的抑菌效力应符合抑菌效力检查法（通则 1121）的规定。

（6）为了避免溶剂蒸发，可采用非渗透的容器或包装材料。聚苯乙烯制成的塑料容器，不适合搽剂。

（7）除另有规定外，应避光、密封贮存。

### 2. 产品举例

#### 麝香祛痛搽剂

**【处方】**人工麝香 3.3g，红花 10g，樟脑 300g，独活 10g，冰片 200g，龙血竭 3.3g，薄荷脑 100g，地黄 200g，三七 3.3g。

**【制法】**以上九味，取人工麝香、三七、红花，分别用 50% 乙醇 100mL 分三次浸渍，每次 7 天，合并浸渍液，滤过，滤液备用；地黄用 50% 乙醇 1000mL 分三次浸渍，每次 7 天，合并浸渍液，滤过，滤液备用；龙血竭、独活分别用乙醇 100mL 分三次浸渍，每次 7 天，合并浸渍液，滤过，滤液备用；冰片、樟脑加乙醇 1000mL 搅拌使溶解，再加入 50% 乙醇 7000mL，混匀，加入上述各浸渍液，混匀；将薄荷脑用适量 50% 乙醇溶解，加入上述药液中，加 50% 乙醇至总量为

10000mL，混匀，静置，滤过，即得。

**【功能与主治】**活血化瘀，消肿止痛。用于急性软组织扭挫伤，症见皮肤青紫瘀斑、血肿疼痛。

**【用法与用量】**外用。涂搽患处，按摩5～10min至患处发热，一日2～3次；软组织扭伤严重或有出血者，将药液浸湿的棉垫敷于患处。

## 第六节　洗剂、冲洗剂

洗剂和冲洗剂是方剂学名词，其中洗剂是一种清洗或涂抹无破损皮肤的液体制剂，冲洗剂是用于开放性或腔体的无菌液体制剂。

### 一、制剂定义

洗剂系指饮片经适宜的方法提取制成的供皮肤或者腔道涂抹或清洗用的液体制剂，包括溶液型、乳状液型和混悬液型洗剂。分散介质为水和乙醇，有消毒、消炎、止痒、收敛、保护等局部作用。

冲洗剂系指用于冲洗开放性伤口或腔体的无菌溶液，可由原料药物、电解质或等渗调节剂在注射用水中制成。

### 二、制剂工艺及质量评定

#### 1. 制剂工艺

洗剂和冲洗剂应根据原料药物性质和种类，选择适宜的制备方法，如溶解法、分散法等。

#### 2. 制剂质量评定

《中华人民共和国药典》2020年版规定：除另有规定外，洗剂应进行以下相应检查。

**【装量】**除另有规定外，照最低装量检查法（通则0942）检查，应符合规定。

**【微生物限度】**除另有规定外，照非无菌产品微生物限度检查：微生物计数法（通则1105）和控制菌检查法（通则1106）及非无菌药品微生物限度标准（通则1107）检查，应符合规定。

《中华人民共和国药典》2020年版规定：除另有规定外，冲洗剂应进行以下相应检查。

**【装量】**除另有规定外，照最低装量检查法（通则0942）检查，应符合规定。

**【无菌】**照无菌检查法（通则1101）检查，应符合规定。

【细菌内毒素】或【热原】除另有规定外，照细菌内毒素检查法（通则1143）或热原检查法（通则1142）检查，每1mL中含细菌内毒素的量应小于0.50EU内毒素。

不能进行细菌内毒素检查的冲洗剂应符合热原检查法的规定。除另有规定外，剂量按家兔体重每1kg注射10mL。

## 三、生产和贮藏期间的有关规定与产品举例

### 1. 生产和贮藏期间的有关规定

《中华人民共和国药典》2020年版规定：洗剂在生产与贮藏期间应符合下列有关规定。

（1）原辅料的选择应考虑可能引起的毒性和局部刺激性。

（2）溶液型、乳状液型和混悬型洗剂可采用溶解、乳化、分散等工艺制备。

（3）洗剂在贮藏时，乳状液若出现油相与水相分离，经振摇后应易重新形成乳状液；混悬液若出现沉淀物，经振摇应易分散，并具足够稳定性，以确保给药剂量的准确。易变质的洗剂应于临用前配制。

（4）除另有规定外，以水或稀乙醇为溶剂的洗剂一般应检查pH值。含乙醇的洗剂应检查乙醇量（通则0711）。

（5）除另有规定外，洗剂应密闭贮存。

《中华人民共和国药典》2020年版规定：冲洗剂在生产与贮藏期间应符合下列有关规定。

（1）原辅料的选择应考虑可能引起的毒性或局部刺激性。

（2）冲洗剂可由原料药物、电解质或等渗调节剂按无菌制剂制备。冲洗剂也可以是注射用水，但在标签中应注明供冲洗用。通常冲洗剂应调节至等渗。

（3）冲洗剂在适宜条件下目测应澄清，可见异物应符合规定。

（4）冲洗剂的容器应符合注射剂容器的规定。

（5）除另有规定外，冲洗剂应严封贮存。

（6）冲洗剂开启后应立即使用，未用完的应弃去。

### 2. 产品举例

#### 炉甘石洗剂

【处方】炉甘石150g，氧化锌50g，甘油50mL，羧甲基纤维素钠2.5g，蒸馏水加至1000mL。

【制法】以上五味，取炉甘石、氧化锌，加甘油和适量蒸馏水共研成糊状；另取羧甲基纤维素钠加适量蒸馏水溶胀后，分次加入上述糊状液中，随加随搅拌，再加蒸馏水使成1000mL，搅匀，即得。

【功能与主治】保护皮肤、收敛、消炎。用于丘疹、亚急性皮炎、湿疹、荨麻疹等。

【用法与用量】外用，涂患处。

## 第七节 气雾剂、喷雾剂

气雾剂是一类新型的气流给药剂型，气雾剂概念最早源于 1862 年 Lynde 提出的用气体的饱和溶液制备加压的包装。直至 1926 年，挪威化学工程师埃里克·罗塞姆用液化气体制备了具有现代意义的气雾剂的原形。1943 年用二氯二氟甲烷（商品名 F12）作为抛射剂制备了便于携带的杀虫用气雾剂，这是气雾剂发展过程中最具有实际意义的重要进展。1947 年杀虫用气雾剂上市，当时需要很厚很重的耐压容器。随着低压抛射剂和低压容器的开发成功，气雾剂成本降低，并迅速发展起来。20 世纪 50 年代气雾剂用于皮肤病、创伤、烧伤和局部感染等，1955 年被用于呼吸道给药。近年来，该领域的研究越来越活跃，产品越来越多，包括局部治疗药、抗生素药、抗病草药等。此外，近年来新技术在气雾剂中的应用越来越多，首先是给药系统本身的完善，如新的吸入给药装置等，使气雾剂的应用越来越方便，患者更易接受。其次是新的制剂技术，如脂质体、前体药物、高分子载体等的应用，使药物在肺部的停留时间延长，起到缓释的作用。与气雾剂类似的剂型有喷雾剂，有别于气雾剂，喷雾剂不需要以抛射剂为动力喷出药物。

### 一、制剂定义

气雾剂系指原料药物或原料药物和附加剂与适宜的抛射剂共同封装于具有特制阀门系统的耐压容器中，使用时借助抛射剂的压力将内容物呈雾状物喷出，用于肺部吸入或直接喷至腔道黏膜、皮肤的制剂。其中鼻用气雾剂系指经鼻吸入沉积于鼻腔的气雾剂。

喷雾剂系指原料药物或与适宜辅料填充于特制的装置中，使用时借助手动泵的压力、高压气体、超声震动或其他方法将内容物呈雾状物释出，用于肺部吸入或直接喷至腔道黏膜及皮肤等的制剂。

### 二、制剂分类

1. 气雾剂的分类

(1) 按用药途径可分为吸入气雾剂、非吸入气雾剂。

(2) 按气雾剂组成可分为二相气雾剂（溶液型）和三相气雾剂（混悬型和乳剂型）。二相气雾剂在容器内存在着气体和液体两相，为溶液型气雾剂。三相气雾剂在容器内存在气相、液相、固相或液相，有混悬型气雾剂、乳剂型气雾剂。

（3）按给药定量与否可分为定量气雾剂和非定量气雾剂。

### 2. 喷雾剂的分类

（1）按内容物组成可分为溶液型、乳状液型和混悬型喷雾剂。

（2）按用药途径可分为吸入喷雾剂、鼻用喷雾剂及用于皮肤、黏膜的非吸入喷雾剂。

（3）按给药定量与否可分为定量喷雾剂和非定量喷雾剂。

## 三、制剂工艺及质量评定

### 1. 制剂工艺

气雾剂的制备应根据药物性质及不同类型气雾剂的要求，选择适宜的附加剂、抛射剂，在避菌环境下制备。

（1）气雾剂制备的一般工艺流程

容器、阀门系统的处理与装配→中药的提取、配制与分装→填充抛射剂→质量检查→包装

（2）耐压容器和阀门系统的处理与装配

① 耐压容器的处理　将洗净烘干并预热至120～130℃的玻璃瓶浸入搪塑液中，使瓶颈以下黏附一层塑料浆液，倒置，于150～170℃烘干，备用。

② 阀门各部件的处理

橡胶部件：主要指垫圈，以水洗净后用75％乙醇浸泡24h，干燥，无菌保存备用。

塑料零件：先用温水洗净，然后浸泡在乙醇中，取出干燥，备用。

不锈钢弹簧：用1％～3％碱液煮沸10～30min，后用热水洗至无油腻，再用蒸馏水冲洗，烘干，乙醇中浸泡，取出干燥，无菌保存备用。

装配：将橡胶圈套在定量杯上，另将阀杆装上弹簧，再与进、出液橡胶垫圈及封帽等组件装配，备用。

（3）药物的制备与分装

溶液型气雾剂：将药物直接溶解于抛射剂中，必要时加入适量潜溶剂制成澄明溶液，然后定量分装于容器内。

混悬液型气雾剂：将药物粉碎成5～10μm以下的微粉，一般不使用药材细粉。将药物微粉与抛射剂等充分混合，然后定量分装在容器中。可以添加适当的助悬剂，提高制剂的稳定性。

乳状液型气雾剂：药物、抛射剂、乳化剂定量分装在容器中，在振摇时能形成稳定的乳液，并由阀门喷出。在制备时应选择合适的抛射剂和乳化剂，以保证乳化完全并能顺利喷出。

(4) 抛射剂的填充

抛射剂的填充主要有压罐法和冷罐法。

① 压罐法　系指将配好的药液在室温下灌入容器内，装上阀门系统并轧紧，然后将容器内空气抽掉，再用压装机压入定量的抛射剂。压罐法的设备简单，不需低温操作，抛射剂耗损较少，但生产效率稍低，且使用过程中压力的变化幅度较大。

② 冷罐法　药液借助冷却装置冷却至－20℃，抛射剂冷却至沸点以下至少5℃。先将冷却的药液罐入容器中，随后加入已冷却的抛射剂（也可两者同时加入）。立即装上阀门并轧紧，操作必须迅速完成，以减少抛射剂的损失。冷罐法速度快，对阀门无影响，成品压力较稳定，但需制冷设备和低温操作，抛射剂损失较多。含水产品不宜用此法制备。

**2. 制剂质量评定**

《中华人民共和国药典》2020 年版规定：除另有规定外，气雾剂应进行以下相应检查。

鼻用气雾剂除符合气雾剂项下要求外，还应符合鼻用制剂（通则 0106）相关项下要求。

**【每罐总揿次】** 定量气雾剂照吸入制剂（通则 0111）相关项下方法检查，每罐总揿次应符合规定。

**【递送剂量均一性】** 除另有规定外，定量气雾剂照吸入制剂（通则 0111）相关项下方法检查，递送剂量均一性应符合规定。

**【每揿主药含量】** 定量气雾剂照下述方法检查，每揿主药含量应符合规定。

检查法　取供试品 1 罐，充分振摇，除去帽盖，按产品说明书规定，弃去若干揿次，用溶剂洗净套口，充分干燥后，倒置于已加入一定量吸收液的适宜烧杯中，将套口浸入吸收液液面下（至少 25mm），喷射 10 次或 20 次（注意每次喷射间隔 5s 并缓缓振摇），取出供试品，用吸收液洗净套口内外，合并吸收液，转移至适宜量瓶中并稀释至刻度后，按各品种含量测定项下的方法测定，所得结果除以取样喷射次数，即为平均每揿主药含量。每揿主药含量应为每揿主药含量标示量的 80%～120%。

凡规定测定递送剂量均一性的气雾剂，一般不再进行每揿次主药含量的测定。

**【喷射速率】** 非定量气雾剂照下述方法检查，喷射速率应符合规定。

检查法　取供试品 4 罐，除去帽盖，分别喷射数秒后，擦净，精密称定，将其浸入恒温水浴（25℃±1℃）中，按上法重复操作 3 次，计算每罐的平均喷射速率 (g/s)，均应符合各品种项下的规定。

**【喷出总量】** 非定量气雾剂照下述方法检查，应符合规定。

检查法　取供试品 4 罐，除去帽盖，精密称定，在通风橱内，分别连续喷射于已加入适量吸收液的容器中，直至喷尽为止，擦净，分别精密称定，每罐喷出量均不得少于标示装量的85%。

**【每揿喷量】** 定量气雾剂照下述方法检查，应符合规定。

检查法 取供试品1罐，振摇5s，按产品说明书规定，弃去若干揿次，擦净，精密称定，揿压阀门喷射1次，擦净，再精密称定。前后两次重量之差为1个喷量。按上法连续测定3个喷量；揿压阀门连续喷射，每次间隔5s，弃去，至$n/2$次；再按上法连续测定4个喷量；继续揿压阀门连续喷射，弃去，再按上法测定最后3个喷量。计算每罐10个喷量的平均值。再重复测定3罐。除另有规定外，均应为标示喷量的80%～120%。

凡进行每揿递送剂量均一性检查的气雾剂，不再进行每揿喷量检查。

**【粒度】** 除另有规定外，混悬型气雾剂应作粒度检查。

检查法 取供试品1罐，充分振摇，除去帽盖，试喷数次，擦干，取清洁干燥的载玻片一块，置距喷嘴垂直方向5cm处喷射1次，用约2mL四氯化碳或其他适宜溶剂小心冲洗玻片，移置具有测微尺的400倍或以上倍数显微镜下检视，上下左右移动，检查25个视野，计数，应符合各品种项下规定。

**【装量】** 非定量气雾剂照最低装量检查法（通则0942）检查，应符合规定。

**【无菌】** 除另有规定外，用于烧伤［除程度较轻的烧伤（Ⅰ°或浅Ⅱ°外）］、严重创伤或临床必需无菌的气雾剂，照无菌检查法（通则1101）检查，应符合规定。

**【微生物限度】** 除另有规定外，照非无菌产品微生物限度检查：微生物计数法（通则1105）和控制菌检查法（通则1106）及非无菌药品微生物限度标准（通则1107）检查，应符合规定。

《中华人民共和国药典》2020年版规定：除另有规定外，喷雾剂应进行以下相应检查。

鼻用喷雾剂除符合喷雾剂项下要求外，还应符合鼻用制剂（通则0106）相关项下要求。

**【每瓶总喷次】** 多剂量定量喷雾剂照下述方法检查，应符合规定。

检查法 取供试品4瓶，除去帽盖，充分振摇，照使用说明书操作，释放内容物至收集容器内，按压喷雾泵（注意每次喷射间隔5s并缓缓振摇），直至喷尽为止，分别计算喷射次数，每瓶总喷次均不得少于其标示总喷次。

**【每喷喷量】** 除另有规定外，定量喷雾剂照下述方法检查，应符合规定。

检查法 取供试品1瓶，按产品说明书规定，弃去若干喷次，擦净，精密称定，喷射1次，擦净，再精密称定。前后两次重量之差为1个喷量。分别测定标示喷次前（初始3个喷量）、中（$n/2$喷起4个喷量，$n$为标示总喷次）、后（最后3个喷量），共10个喷量。计算上述10个喷量的平均值。再重复测定3瓶。除另有规定外，均应为标示喷量的80%～120%。

凡规定测定每喷主药含量或递送剂量均一性的喷雾剂，不再进行每喷喷量的检查。

**【每喷主药含量】** 除另有规定外，定量喷雾剂照下述方法检查，每喷主药含量应符合规定。

检查法　取供试品 1 瓶，按产品说明书规定，弃去若干喷次，用溶剂洗净喷口，充分干燥后，喷射 10 次或 20 次（注意喷射每次间隔 5s 并缓缓振摇），收集于一定量的吸收溶剂中，转移至适宜量瓶中并稀释至刻度，摇匀，测定。所得结果除以 10 或 20，即为平均每喷主药含量，每喷主药含量应为标示量的 80%～120%。

凡规定测定递送剂量均一性的喷雾剂，一般不再进行每喷主药含量的测定。

**【递送剂量均一性】** 除另有规定外，混悬型和乳状液型定量鼻用喷雾剂应检查递送剂量均一性，照吸入制剂（通则 0111）或鼻用制剂（通则 0106）相关项下方法检查，应符合规定。

**【装量差异】** 除另有规定外，单剂量喷雾剂照下述方法检查，应符合规定。

检查法　取供试品 20 个，照各品种项下规定的方法，求出每个内容物的装量与平均装量。每个的装量与平均装量相比较，超出装量差异限度的不得多于 2 个，并不得有 1 个超出限度 1 倍。

| 平均装量 | 装量差异限度 |
|---|---|
| 0.30g 以下 | ±10% |
| 0.30g 及 0.30g 以上 | ±7.5% |

凡规定检查递送剂量均一性的单剂量喷雾剂，一般不再进行装量差异的检查。

**【装量】** 非定量喷雾剂照最低装量检查法（通则 0942）检查，应符合规定。

**【无菌】** 除另有规定外，用于烧伤［除程度较轻的烧伤（Ⅰ°或浅Ⅱ°外）］、严重创伤或临床必需无菌的喷雾剂，照无菌检查法（通则 1101）检查，应符合规定。

**【微生物限度】** 除另有规定外，照非无菌产品微生物限度检查：微生物计数法（通则 1105）和控制菌检查法（通则 1106）及非无菌药品微生物限度标准（通则 1107）检查，应符合规定。

## 四、生产和贮藏期间的有关规定与产品举例

### 1. 生产和贮藏期间的有关规定

《中华人民共和国药典》2020 年版规定：气雾剂在生产与贮藏期间应符合下列有关规定。

（1）根据需要可加入溶剂、助溶剂、抗氧剂、抑菌剂、表面活性剂等附加剂，除另有规定外，在制剂确定处方时，该处方的抑菌效力应符合抑菌效力检查法（通则 1121）的规定。气雾剂中所有附加剂均应对皮肤或黏膜无刺激性。

（2）二相气雾剂应按处方制得澄清的溶液后，按规定量分装。三相气雾剂应将微粉化（或乳化）原料药物和附加剂充分混合制得混悬液或乳状液，如有必要，抽样检查，符合要求后分装。在制备过程中，必要时应严格控制水分，防止水分混

入。吸入气雾剂的有关规定见吸入制剂。

（3）气雾剂常用的抛射剂为适宜的低沸点液体。根据气雾剂所需压力，可将两种或几种抛射剂以适宜比例混合使用。

（4）气雾剂的容器，应能耐受气雾剂所需的压力，各组成部件均不得与原料药物或附加剂发生理化作用，其尺寸精度与溶胀性必须符合要求。

（5）定量气雾剂释出的主药含量应准确、均一，喷出的雾滴（粒）应均匀。

（6）制成的气雾剂应进行泄漏检查，确保使用安全。

（7）气雾剂应置凉暗处贮存，并避免曝晒、受热、敲打、撞击。

（8）定量气雾剂应标明：①每罐总揿次；②每揿主药含量或递送剂量。

（9）气雾剂用于烧伤治疗如为非无菌制剂的，应在标签上标明“非无菌制剂”；产品说明书应注明“本品为非无菌制剂”，同时在适应证下应明确“用于程度较轻的烧伤（Ⅰ°或浅Ⅱ°）”；注意事项下规定“应遵医嘱使用”。

《中华人民共和国药典》2020年版规定：喷雾剂在生产与贮藏期间应符合下列有关规定。

（1）喷雾剂应在相关品种要求的环境配制，如一定的洁净度、灭菌条件和低温环境等。

（2）根据需要可加入溶剂、助溶剂、抗氧剂、抑菌剂、表面活性剂等附加剂，除另有规定外，在制剂确定处方时，该处方的抑菌效力应符合抑菌效力检查法（通则1121）的规定。所加附加剂对皮肤或黏膜应无刺激性。

（3）喷雾剂装置中各组成部件均应采用无毒、无刺激性、性质稳定、与原料药物不起作用的材料制备。

（4）溶液型喷雾剂的药液应澄清；乳状液型喷雾剂的液滴在液体介质中应分散均匀；混悬型喷雾剂应将原料药物细粉和附加剂充分混匀、研细，制成稳定的混悬液。吸入喷雾剂的有关规定见吸入制剂项下。

（5）除另有规定外，喷雾剂应避光密封贮存。

（6）喷雾剂用于烧伤治疗如为非无菌制剂的，应在标签上标明“非无菌制剂”；产品说明书中应注明“本品为非无菌制剂”，同时在适应证下应明确“用于程度较轻的烧伤（Ⅰ°或浅Ⅱ°）”；注意事项下规定“应遵医嘱使用”。

### 2. 产品举例

#### (1) 宽胸气雾剂

**【处方】** 细辛油23mL，檀香油70mL，高良姜油32mL，荜茇油15mL，冰片22.5g。

**【制法】** 以上五味，除冰片外，其余细辛油等四味，混匀，置40℃水浴上，加入冰片，微热使溶解，以无水乙醇调整总量至625mL，混匀，过滤，灌封，压入抛射剂，即得。

【功能与主治】辛温通阳，理气止痛。用于阴寒阻滞、气机郁痹所致的胸痹，症见胸闷、心痛、形寒肢冷；冠心病心绞痛见上述证候者。

【用法与用量】将瓶倒置，喷口对准舌下喷，一日2～3次。

### (2) 麝香祛痛气雾剂

【处方】人工麝香0.33g，红花1g，樟脑30g，独活1g，冰片20g，龙血竭0.33g，薄荷脑10g，地黄20g，三七0.33g。

【制法】以上九味，取人工麝香、三七、红花，分别用50%乙醇10mL分三次浸渍，每次7天，合并浸渍液，滤过，滤液备用；地黄用50%乙醇100mL分三次浸渍，每次7天，合并浸渍液，滤过，滤液备用；龙血竭、独活分别用乙醇10mL分三次浸渍，每次7天，合并浸渍液，滤过，滤液备用；冰片、樟脑加乙醇100mL，搅拌使溶解，再加入50%乙醇700mL，混匀；加入上述各浸渍液，混匀；将薄荷脑用适量50%乙醇溶解，加入上述药液中，加50%乙醇至总量为1000mL，混匀，静置，滤过，灌装，封口，充入抛射剂适量，即得。

【功能与主治】活血祛瘀，舒筋活络，消肿止痛。用于各种跌打损伤，瘀血肿痛，风湿瘀阻，关节疼痛。

【用法与用量】外用。喷涂患处，按摩5～10min至患处发热，一日2～3次；软组织扭伤严重或有出血者，将药液喷湿的棉垫敷于患处。

### (3) 复方丹参喷雾剂

【处方】丹参464g，三七145.4g，冰片8.25g。

【制法】以上三味，丹参加乙醇回流提取1.5h，滤过，滤液回收乙醇并浓缩至适量，备用；药渣加50%乙醇回流提取1.5h，滤过，滤液回收乙醇并浓缩至适量，备用；药渣加水煎煮2h，煎液滤过，滤液合并，浓缩至适量，与上述各浓缩液合并，减压干燥，粉碎成细粉，备用。三七用70%乙醇回流提取三次，每次1.5h，滤过，滤液合并，回收乙醇，减压干燥，粉碎成细粉，与丹参提取物细粉合并，用乙醇625mL分三次回流提取，每次1.5h，提取液放冷后滤过，合并滤液，加入冰片使溶解，加乙醇至650mL，加丙二醇325mL、香蕉香精6.25mL，加乙醇调整总量至1000mL，混匀，放置，滤过，分装，即得。

【功能与主治】活血化瘀，理气止痛。用于气滞血瘀所致的胸痹，症见胸闷，心前区刺痛；冠心病心绞痛见上述证候者。

【用法与用量】口腔喷射，吸入，一次喷1～2下，一日3次，或遵医嘱。

### (4) 鼻炎通喷雾剂

【处方】盐酸麻黄碱5g，黄芩苷20g，山银花300g，辛夷油2mL，冰片1g。

**【制法】** 以上五味，黄芩苷加水适量，搅匀，加40%氢氧化钠溶液适量使溶解，用稀盐酸调节pH值至6.5～7.5，药液备用。山银花加水煎煮两次，滤过，合并滤液，浓缩至相对密度约为1.05（50℃）的清膏，放冷，加20%石灰乳，调节pH值至12，滤过，沉淀物加乙醇适量，用50%硫酸溶液调节pH值至3.5～4.0，搅匀，滤过，滤液用40%氢氧化钠溶液调节pH值至6.5～7.0，密封，冷藏2～3天，滤过，滤液回收乙醇，浓缩至约25mL，加水搅匀，用活性炭处理，滤过，滤液备用。盐酸麻黄碱加水溶解备用。冰片、辛夷油加乙醇溶解，再加入21g聚山梨酯-80，搅匀，加入上述药液，再加入亚硫酸氢钠0.8g、苯甲醇10g，混匀，加水至近总量，搅匀，调节pH值至6.0～7.0，滤过，加水至1000mL，搅匀，灌装，即得。

**【功能与主治】** 散风清热，宣肺通窍。用于风热蕴肺所致的鼻塞、鼻流清涕或浊涕，发热，头痛；急、慢性鼻炎见上述证候者。

**【用法与用量】** 喷入鼻腔内，一次1～2揿，一日2～4次。1个月为一疗程。

## 第八节　栓　　剂

栓剂是我国传统剂型之一，中医上称坐药或塞药。我国关于栓剂的最早记载可追溯到《史记·扁鹊仓公列传》，后汉张仲景的《伤寒论》中有用于通便的肛门栓的记载。晋代葛洪的《肘后备急方》中有用半夏和水制成小丸塞入鼻中的鼻用栓剂，以及用巴豆和鹅脂制成的耳用栓剂等。《本草纲目》中有耳用栓、鼻用栓、阴道栓、尿道栓、直肠栓的记述。近年来，具有全身治疗作用的栓剂的研究有了较大进展，如双层栓、中空栓、泡腾栓、微囊栓、骨架控释栓、渗透泵栓、凝胶缓释栓等新型栓剂。另外，栓剂的制备工艺简单，使用安全方便，在临床上的应用范围越来越广。

栓剂在腔道内可起到润滑、抗菌、消炎、杀虫、收敛、止痛、止痒等局部治疗作用，还可以通过吸收入血发挥镇痛、镇静、兴奋、扩张支气管和血管等全身治疗作用。栓剂主要通过直肠吸收，比口服吸收的干扰因素少，吸收速度更快，药物可以避免胃肠道pH值或酶的破坏而失去活性，也可以减少肝脏首过效应的破坏，同时减少药物对肝脏的损害，适用于不能或不愿吞服药物的患者，尤其适用于儿童和有呕吐症状的患者。

### 一、制剂定义

栓剂系指饮片提取物或饮片细粉与适宜的基质制成供腔道给药的固体制剂。栓剂在常温下为固体，塞入人体腔道后，在体温下能融化、软化或溶化于分泌液，逐渐释放药物而产生局部或全身作用。

## 二、制剂分类

### 1. 按给药途径分类

栓剂按给药途径可分为直肠栓、阴道栓、尿道栓、鼻腔栓、耳用栓等，其中常用的是直肠栓和阴道栓。

直肠栓有鱼雷形、圆锥形、圆柱形等，以鱼雷形较为常用。每粒重约 2g，长 3～4cm，塞入肛门后，由于括约肌的收缩引入直肠。

阴道栓的形状有鸭嘴形、球形、卵形、圆锥形等，以鸭嘴形较为常用，每颗重 2～5g，直径 1.5～2.5cm。阴道栓又可分为普通栓和膨胀栓。膨胀栓系指含药基质插入具有吸水膨胀功能的内芯后制成的栓剂；膨胀内芯系以脱脂棉或黏胶纤维等经加工、灭菌制成。

### 2. 按制备工艺与释药特点分类

栓剂按制备工艺与释药特点，可分为双层栓、中空栓、微囊栓、骨架控释栓、渗透泵栓、凝胶缓释栓等新型栓剂。

## 三、制剂工艺及质量评定

### 1. 制剂工艺

栓剂的制备方法有搓捏法、冷压法和热熔法。可按基质的不同和制备的数量选择不同的制备方法。其中搓捏法现已基本不用。

（1）栓模的准备　根据用药途径及特点，选择合适的模具，如直肠栓一般选择鱼雷形，阴道栓一般选择鸭嘴形，清洗，干燥，备用。

（2）药物的处理与混合

① 水溶性药物　可以直接加入到已溶化的水溶性基质中，或用少量水制成浓溶液，用适量羊毛脂吸收后与油脂性基质混合，如水溶性稠浸膏、生物碱盐等。

② 油溶性药物　可直接混入已熔化的油脂性基质中，使之溶解。如加入的药物量大会降低基质的熔点或使栓剂过软时，可加适量石蜡或蜂蜡调节硬度。挥发油量大时可考虑加入适宜的乳化剂，制成乳剂型基质直接加入。

③ 不溶或难溶性药物　如中药细粉、某些浸膏粉、矿物药等，应制成最细粉，通过六号筛再与基质混合，混合时可采用等量递增法。

（3）润滑剂的选用　在栓模孔内壁涂布润滑剂便于脱模，常用润滑剂主要有两类：对于油脂性基质的栓剂，常用软肥皂、甘油各 1 份与 90％乙醇 5 份混合制成的润滑剂；对于水溶性或亲水性基质的栓剂，则用油类润滑剂，如液状石蜡或植物油。可可豆脂或聚乙二醇等基质，由于不黏模可不用润滑剂。

（4）制备方法

① 冷压法　冷压法系指将药物与基质的锉末置于冷却的容器内混合均匀，然后装入制栓机内压成一定形状的栓剂。

② 热熔法　热熔法系指将计算量的基质锉末加热熔化，加入药物混合均匀后，倾入冷却并涂有润滑剂的栓模中（稍微溢出模口为度）的方法。放冷，待完全凝固后，削去溢出部分，开模取出，即得栓剂。

热熔法制备的一般工艺流程：

熔融基质→加入药物（混匀）→注模→冷却→刮削→脱模→除润滑剂→质量检查→成品栓剂→包装

### 2. 制剂质量评定

《中华人民共和国药典》2020年版规定：除另有规定外，栓剂应进行以下相应检查。

**【重量差异】**照下述方法检查，应符合规定。

检查法　取供试品10粒，精密称定总重量，求得平均粒重后，再分别精密称定每粒的重量。每粒重量与平均粒重相比较（有标示粒重的中药栓剂，每粒重量应与标示粒重比较），按表中的规定，超出重量差异限度的不得多于1粒，并不得超出限度1倍。

| 平均粒重或标示粒重 | 重量差异限度 |
| --- | --- |
| 1.0g及1.0g以下 | ±10% |
| 1.0g以上至3.0g | ±7.5% |
| 3.0g以上 | ±5% |

凡规定检查含量均匀度的栓剂，一般不再进行重量差异检查。

**【融变时限】**除另有规定外，照融变时限检查法（通则0922）检查，应符合规定。

**【膨胀值】**除另有规定外，阴道膨胀栓应检查膨胀值，并符合规定。

检查法　取本品3粒，用游标卡尺测其尾部棉条直径，滚动约90°再测一次，每粒测两次，求出每粒测定的2次平均值（$R_i$）；将上述3粒栓用于融变时限测定结束后，立即取出剩余棉条，待水断滴，均轻置于玻璃板上，用游标卡尺测定每个棉条的两端以及中间三个部位，滚动90°再测定三个部位，每个棉条共获得六个数据，求出测定的6次平均值（$r_i$），计算每粒的膨胀值（$P_i$），3粒栓的膨胀值均应大于1.5。

$$P_i=\frac{r_i}{R_i}$$

**【微生物限度】**除另有规定外，照非无菌产品微生物限度检查：微生物计数法（通则1105）和控制菌检查法（通则1106）及非无菌药品微生物限度标准（通则

1107）检查，应符合规定。

## 四、生产和贮藏期间的有关规定与产品举例

### 1. 生产和贮藏期间的有关规定

《中华人民共和国药典》2020年版规定：栓剂在生产与贮藏期间应符合下列有关规定。

（1）栓剂一般采用搓捏法、冷压法和热熔法制备。搓捏法适宜于脂肪性基质小量制备；冷压法适宜于大量生产脂肪性基质栓剂；热熔法适宜于脂肪性基质和水溶性基质栓剂的制备。

（2）栓剂常用基质为半合成脂肪酸甘油酯、可可豆脂、聚氧乙烯硬脂酸酯、聚氧乙烯山梨聚糖脂肪酸酯、氧化植物油、甘油明胶、泊洛沙姆、聚乙二醇类或其他适宜物质。根据需要可加入表面活性剂、稀释剂、润滑剂和抑菌剂等。除另有规定外，在制剂确定处方时，该处方的抑菌效力应符合抑菌效力检查法（通则1121）的规定。常用水溶性或与水能混溶的基质制备阴道栓。

（3）制备栓剂用的固体原料药物，除另有规定外，应预先用适宜方法制成细粉或最细粉。可根据施用腔道和使用需要，制成各种适宜的形状。

（4）栓剂中的原料药物与基质应混合均匀，其外形应完整光滑，放入腔道后应无刺激性，应能融化、软化或溶化，并与分泌液混合，逐渐释放出药物，产生局部或全身作用；并应有适宜的硬度，以免在包装或贮存时变形。

（5）栓剂所用内包装材料应无毒性，并不得与原料药物或基质发生理化作用。

（6）阴道膨胀栓内芯应符合有关规定，以保证其安全性。

（7）除另有规定外，应在30℃以下密闭贮存和运输，防止因受热、受潮而变形、发霉、变质。生物制品原液、半成品和成品的生产及质量控制应符合相关品种要求。

### 2. 产品举例

#### (1) 双黄连栓

**【处方】** 金银花2500g，黄芩2500g，连翘5000g。

**【制法】** 以上三味，黄芩加水煎煮三次，第一次2h，第二、三次各1h，合并煎液，滤过，滤液浓缩至相对密度为1.03～1.08（80℃），在80℃时加2mol/L盐酸溶液，调节pH值至1.0～2.0，保温1h，静置24h，滤过，沉淀物加6～8倍量水，用40%氢氧化钠溶液调节pH值至7.0～7.5，加等量乙醇，搅拌使溶解，滤过。滤液用2mol/L盐酸溶液调节pH值至2.0，60℃保温30min，静置12h，滤过，沉淀用水洗至pH值5.0，继用70%乙醇洗至pH值7.0。沉淀物加水适量，用40%氢氧化钠溶液调pH值7.0～7.5，搅拌使溶解，备用；金银花、连翘加水煎煮二

次，每次1.5h，合并煎液，滤过，滤液浓缩至相对密度为1.20～1.25（70～80℃）的清膏，冷至40℃时搅拌下缓慢加入乙醇，使含醇量达75%，静置12h，滤取上清液，回收乙醇，浓缩液再加乙醇使含醇量达85%，充分搅拌，静置12h，滤取上清液，回收乙醇至无醇味。加上述黄芩提取物水溶液，搅匀，并调节pH值至7.0～7.5，减压浓缩成稠膏，低温干燥，粉碎；另取半合成脂肪酸酯780g，加热熔化，温度保持在40℃±2℃，加入上述干膏粉，混匀，浇模，制成1000粒，即得。

**【性状】**本品为棕色或深棕色的栓剂。

**【功能与主治】**疏风解表，清热解毒。用于外感风热所致的感冒，症见发热、咳嗽、咽痛；上呼吸道感染、肺炎见上述证候者。

**【用法与用量】**直肠给药。小儿一次1粒，一日2～3次。

### (2) 保妇康栓

**【处方】**莪术油82g，冰片75g。

**【制法】**以上二味，加入适量乙醇中，搅拌使溶解。另取硬脂酸聚烃氧（40）酯1235g和聚乙二醇4000 200g，加热使熔化，加入聚乙二醇400 120g和月桂氮䓬酮17.5g，搅匀，加入上述药液，搅匀，灌入栓剂模中，冷却后取出，制成1000粒，即得。

**【功能与主治】**行气破瘀，生肌止痛。用于湿热瘀滞所致的带下病，症见带下量多、色黄、时有阴部瘙痒；霉菌性阴道炎、老年性阴道炎、宫颈糜烂见上述证候者。

**【用法与用量】**洗净外阴部，将栓剂塞入阴道深部；或在医生指导下用药。每晚1粒。

### (3) 麝香痔疮栓

**【处方】**人工麝香6.0g，珍珠0.6g，冰片67.5g，炉甘石粉135g，三七15g，五倍子75g，人工牛黄6.3g，颠茄流浸膏30mL。

**【制法】**以上八味，除人工牛黄、颠茄流浸膏外，其余珍珠等六味分别粉碎成细粉；颠茄流浸膏与部分炉甘石细粉混合，烘干，过筛，并与人工牛黄和剩余的炉甘石细粉及上述细粉混匀。取混合脂肪酸甘油酯1112.7g和二甲亚砜67.5g，加热融化，在温度为60～70℃时加入上述药粉，搅拌均匀，注入栓模，冷却，制成1000粒，即得。

**【功能与主治】**清热解毒，消肿止痛，止血生肌。用于大肠热盛导致的大便出血、血色鲜红、肛门灼热疼痛；各类痔疮和肛裂见上述证候者。

**【用法与用量】**早晚或大便后塞于肛门内。一次1粒，一日2次，或遵医嘱。

# 第九节 酊 剂

酊剂是方剂学名词，是一种含醇液体制剂。

## 一、制剂定义

酊剂系指药材用规定浓度的乙醇提取或溶解而制成的澄清液体制剂，也可用流浸膏稀释制成。酊剂多供内服，少数外用。酊剂不加糖或蜂蜜矫味和着色。由于乙醇对中药中各种成分的溶解能力有一定的选择性，故用适宜浓度的乙醇浸出的药液内杂质较少，有效成分含量较高，剂量缩小，服用方便，且不易生霉。但乙醇也有一定的药理作用，因此酊剂的应用也受到一定的限制。

酊剂应为澄清液体且有一定的乙醇量和药物浓度。久贮后会产生沉淀，先测定乙醇含量并调整至规定浓度，在乙醇量和有效成分含量符合规定的情况下，可滤过除去沉淀。

## 二、制剂工艺及质量评定

### 1. 制剂工艺

酊剂的制备方法因原料性质不同而异，多用渗漉法，亦可用浸渍法、溶解法或稀释法。

（1）渗漉法　以规定浓度的乙醇为溶剂，按渗漉法操作，在多数情况下，收集渗漉液达到酊剂全量的3/4时，应停止渗漉，压榨药渣，压榨液与渗漉液合并，添加适量溶剂至所需量，静置一定时间，分取上清液，下层液滤过，合并即得。若原料药为毒性药时，收集渗漉液后应测定其有效成分的含量，再加适量溶剂使符合规定的含量标准。

（2）浸渍法　一般用冷浸法。取适当粉碎的饮片，置带盖容器中，加入规定浓度的乙醇适量，密盖，搅拌或振摇，浸渍3～5天或规定时间，倾取上清液，再加入适量溶剂，依法浸渍至有效成分充分浸出，合并浸出液，自滤器上添加浸渍时所用乙醇至规定量，静置24h，滤过，即得。

（3）溶解法　将处方中药物直接加入规定浓度的乙醇溶解至需要量，即得。溶解法适用于化学药物及中药有效部位或提纯品酊剂的制备。

（4）稀释法　以药物的流浸膏或浸膏为原料，加入规定浓度的乙醇稀释至需要量，混合后，静置至澄清，虹吸上清液，残渣滤过，合并上清液及滤液，即得。

### 2. 制剂质量评定

《中华人民共和国药典》2020年版规定：除另有规定外，酊剂应进行以下相应检查。

**【乙醇量】**照乙醇量测定法（通则 0711）测定，应符合各品种项下的规定。

**【甲醇量】**照甲醇量检查法（通则 0871）检查，应符合规定。

**【装量】**照最低装量检查法（通则 0942）检查，应符合规定。

**【微生物限度】**除另有规定外，照非无菌产品微生物限度检查：微生物计数法（通则 1105）和控制菌检查法（通则 1106）及非无菌药品微生物限度标准（通则 1107）检查，应符合规定。

## 三、生产和贮藏期间的有关规定与产品举例

### 1. 生产和贮藏期间的有关规定

《中华人民共和国药典》2020 年版规定：酊剂在生产与贮藏期间应符合下列有关规定。

（1）除另有规定外，每 100mL 相当于原饮片 20g。含有毒剧药品的中药酊剂，每 100mL 应相当于原饮片 10g；其有效成分明确者，应根据其半成品的含量加以调整，使符合各酊剂项下的规定。

（2）酊剂可用溶解、稀释、浸渍或渗漉等法制备。

（3）除另有规定外，酊剂应澄清。酊剂组分无显著变化的前提下，久置允许有少量摇之易散的沉淀。

（4）除另有规定外，酊剂应遮光，密封，置阴凉处贮存。

### 2. 产品举例

#### (1) 云香祛风止痛酊

**【处方】**白芷 28.8g，大皂角 28.8g，桂枝 57.7g，木香 43.3g，莪术 43.3g，五味藤 86.5g，豆豉姜 57.7g，千斤拔 57.7g，朱砂根 57.7g，羊耳菊 57.7g，枫荷桂 57.7g，虎杖 57.7g，买麻藤 72.1g，过岗龙 86.5g，广西海风藤 86.5g，穿壁风 72.1g，香樟 86.5g，徐长卿 14.4g，山豆根 14.4g，细辛 14.4g，薄荷脑 57.7g，樟脑 57.7g。

**【制法】**以上二十二味，除徐长卿、山豆根、细辛、薄荷脑、樟脑及五味藤 36.1g 分别粉碎成粗粉，其余白芷等十六味及剩余的五味藤，加乙醇 1000mL 及水适量，密闭，加热回流提取 7h 后，进行蒸馏，收集蒸馏液约 1200mL，加入上述徐长卿、山豆根、细辛及五味藤粗粉，搅匀，浸渍 48h。取浸渍液，加入薄荷脑、樟脑，搅匀使溶解，滤过，滤液调整总量至 1000mL，即得。

**【功能与主治】**祛风除湿，活血止痛。用于风湿骨痛，伤风感冒，头痛，肚痛，心胃气痛，冻疮。

**【用法与用量】**口服。一次 0.5～2mL，一日 2～3 次，小儿酌减；外用取适

量，搽患处。

### (2) 骨痛灵酊

**【处方】** 雪上一枝蒿 80g，干姜 110g，龙血竭 1g，乳香 5g，没药 5g，冰片 1.5g。

**【制法】** 以上六味，将雪上一枝蒿、干姜、乳香、没药粉碎成粗粉，混匀，用 50%的乙醇作为溶剂，浸渍，渗漉，收集渗漉液 950mL；另将龙血竭、冰片溶于 50mL 乙醇中，与上述渗漉液合并，用水和（或）乙醇调至 1000mL，混匀，静置 48h，滤过，即得。

**【功能与主治】** 温经散寒，祛风活血，通络止痛。用于腰、颈椎骨质增生，骨性关节炎，肩周炎，风湿性关节炎。

**【用法与用量】** 外用。一次 10mL，一日 1 次。将药液浸于敷带上贴敷患处 30～60 分钟；20 天为一疗程。

### (3) 消肿止痛酊

**【处方】** 木香 71g，防风 71g，荆芥 71g，细辛 71g，五加皮 71g，桂枝 71g，牛膝 71g，川芎 71g，徐长卿 71g，白芷 106g，莪术 71g，红杜仲 106g，大罗伞 152g，小罗伞 106g，两面针 152g，黄藤 144g，栀子 152g，三棱 106g，沉香 49g，樟脑 83g，薄荷脑 83g。

**【制法】** 以上二十一味，除樟脑、薄荷脑外，其余木香等十九味粉碎成粗粉，用 53%乙醇作溶剂，浸渍 28h 后，缓缓渗漉，收集渗漉液 8700mL，另器保存；取樟脑、薄荷脑加适量乙醇使溶解，与上述渗漉液混匀，加 53%乙醇至 10000mL，混匀，静置，滤过，即得。

**【功能与主治】** 舒筋活血，消肿止痛。用于跌打扭伤，风湿骨痛，无名肿毒及腮腺炎肿痛。用于治疗手、足、耳部位的Ⅰ度冻疮（急性期），症见局部皮肤肿胀、瘙痒、疼痛。

**【用法与用量】** 外用，擦患处。用于冻疮：外用，擦患处，待自然干燥后，再涂搽一遍，一日 2 次，疗程 7 天。

## 第十节 酒 剂

酒剂，又称药酒，是一种传统剂型，历史悠久，是中医学方剂学的重要组成部分，也是中医学养生健体和防病治病的独特医疗方法。酒与医药的结合，是我国医药发展史上的重要创举。早在殷商时期就有酒与郁金合酿而成的郁金药酒，这是我国有文字记载的最早的药酒。药酒在先秦时期就有了一定发展，《五十二病方》中用到酒的药方不下35个，多用于治疗蛇伤、疽、疥疮等外科疾病。《本草经集注》中记载的药酒的制法和用法已不断完善，明清时期，创制出了许多新的药酒配方。新中国成立后，药酒的生产逐步向标准化和工业化发展，质量也大大提高。

酒甘辛大热，能通血脉，行药势，散寒，含微量酯类、酸类、醛类等成分，气味醇香特异，是一种良好的浸提溶剂。中药的多种成分易溶于白酒中，故某些治疗风寒湿痹、跌打损伤、祛风活血、散瘀止痛的方剂，常制成酒剂应用，效果更佳。

## 一、制剂定义

酒剂又称药酒，系指药材用蒸馏酒提取制成的澄清的液体制剂，酒剂多供内服，少数外用，也有内外兼用者，必要时加糖或蜂蜜矫味和着色。

酒剂具有制备简单、便于存放、使用方便、内外可用、安全可靠、见效快、疗效高等特点，深受人们喜爱，但是小儿、孕妇、高血压和心脏病患者不宜使用酒剂。

## 二、制剂工艺及质量评定

### 1. 制剂工艺

酒剂可用浸渍法、回流法、渗漉法或其他适宜的方法制备。其中浸渍法又可分为冷浸法和热浸法。酒剂生产过程中所用的白酒应符合卫生部关于蒸馏酒质量标准的规定。

（1）冷浸法　药材处理后置于带盖容器中，加规定量的白酒密闭浸渍30天以上，取上清液，药渣压榨，压榨液与上清液合并，加适量糖或蜂蜜，搅拌溶解，静置数天，滤过澄清，分装，即得。

（2）热浸法　热浸法称为煮酒，是制备酒剂的传统方法，可以缩短浸渍时间。将药材加工后置于带盖容器中，加规定量白酒，用蒸气或水浴加热，待酒欲沸时取下，连渣倾入另一带盖容器中，后续同冷浸法操作制备。

（3）回流热浸法　即热回流法。将药材炮制加工后，以规定白酒为溶剂回流提取2～3次，滤过、合并滤液，加入糖或蜂蜜，搅拌溶解，静置，待悬浮物沉淀后，滤过，即得。

（4）渗漉法　以白酒为溶剂，按渗漉方法操作，收集渗漉液，按需加入糖或蜂蜜，搅拌溶解，密闭静置，滤过澄清，即得，如蕲蛇药酒。也可以将蔗糖用白酒溶解后作为渗漉溶剂进行制备。

澄清度是酒剂的主要考核指标，也是颇难解决的问题之一。选择适宜的浸提方法可以减少杂质溶出，改善药液的澄清度。回流法提取效率高，但杂质的溶出较多；冷浸法与渗漉法为室温条件下浸提，药液澄清，但效率低、生产周期长。有报道采用真空浸润、恒温强制循环提取法、密闭动态提取法、罐组式逆流提取法生产药酒，可根据设备条件合理选择提取方法。低温静置有利于药酒中大分子杂质凝聚沉降，也可配合使用适宜的絮凝澄清剂，效果更为显著。药液静置澄清后可滤除沉淀，有报道采用膜分离技术进行药酒的澄清处理，取得了良好的效果。

### 2. 制剂质量评定

《中华人民共和国药典》2020 年版规定：除另有规定外，酒剂应进行以下相应检查。

**【总固体】** 含糖、蜂蜜的酒剂照第一法检查，不含糖、蜂蜜的酒剂照第二法检查，应符合规定。

第一法　精密量取供试品上清液 50mL，置蒸发皿中，水浴上蒸至稠膏状，除另有规定外，加无水乙醇搅拌提取 4 次，每次 10mL，滤过，合并滤液，置已干燥至恒重的蒸发皿中，蒸至近干，精密加入硅藻土 1g（经 105℃干燥 3h，移置干燥器中冷却 30min），搅匀，在 105℃干燥 3h，移置干燥器中，冷却 30min，迅速精密称定重量，扣除加入的硅藻土量，遗留残渣应符合各品种项下的有关规定。

第二法　精密量取供试品上清液 50mL，置已干燥至恒重的蒸发皿中，水浴上蒸干，在 105℃干燥 3h，移置干燥器中，冷却 30min，迅速精密称定重量，遗留残渣应符合各品种项下的有关规定。

**【乙醇量】** 照乙醇量测定法（通则 0711）测定，应符合各品种项下的规定。

**【甲醇量】** 照甲醇量检查法（通则 0871）检查，应符合规定。

**【装量】** 照最低装量检查法（通则 0942）检查，应符合规定。

**【微生物限度】** 照非无菌产品微生物限度检查：微生物计数法（通则 1105）和控制菌检查法（通则 1106）及非无菌药品微生物限度标准（通则 1107）检查，除需氧菌总数每 1mL 不得过 500cfu，霉菌和酵母菌总数每 1mL 不得过 100cfu 外，其他应符合规定。

## 三、生产和贮藏期间的有关规定与产品举例

### 1. 生产和贮藏期间的有关规定

《中华人民共和国药典》2020 年版规定：酒剂在生产与贮藏期间应符合下列有关规定。

（1）酒剂可用浸渍、渗漉、热回流等方法制备。

（2）生产酒剂所用的饮片，一般应适当粉碎。

（3）生产内服酒剂应以谷类酒为原料。

（4）蒸馏酒的浓度及用量、浸渍温度和时间、渗漉速度，均应符合各品种制法项下的要求。

（5）可加入适量的糖或蜂蜜调味。

（6）配制后的酒剂须静置澄清，滤过后分装于洁净的容器中。在贮存期间允许有少量摇之易散的沉淀。

（7）酒剂应检查乙醇含量和甲醇含量。

（8）除另有规定外，酒剂应密封，置阴凉处贮存。

2. 产品举例

**冯了性风湿跌打药酒**

**【处方】**丁公藤 2500g，桂枝 75g，麻黄 93.8g，羌活 7.5g，当归 7.5g，川芎 7.5g，白芷 7.5g，陈皮 33.1g，苍术 7.5g，厚朴 7.5g，香附 7.5g，木香 7.5g，枳壳 50g，白术 7.5g，菟丝子 7.5g，小茴香 7.5g，苦杏仁 7.5g，泽泻 7.5g，猪牙皂 7.5g，蚕沙 16.2g，没药 7.5g，乳香 7.5g，牡丹皮 7.5g，五灵脂 7.5g，补骨脂 7.5g，黄精 20g，山药 7.5g。

**【制法】**以上二十七味，除乳香、五灵脂、木香、没药、麻黄、桂枝、白芷、小茴香、羌活、猪牙皂外，其余丁公藤等十七味混匀，蒸 2h，取出，放冷，与上述乳香等十味合并，置容器内，加入白酒 10kg，密闭浸泡 30～40 天，滤过，即得。

**【功能与主治】**祛风除湿，活血止痛。用于风寒湿痹，手足麻木，腰腿酸痛；跌扑损伤，瘀滞肿痛。

**【用法与用量】**口服。一次 10～15mL，一日 2～3 次。外用，擦于患处；若有肿痛黑瘀，用生姜捣碎炒热，加入药酒适量，擦患处。

## 第十一节　锭　剂

锭剂是方剂学名词，为各种形状的硬块制剂，通常有长方形、纺锤形、圆柱形、圆锥形等。

### 一、制剂定义

锭剂系指饮片细粉与适宜黏合剂（或利用饮片细粉本身的黏性）制成不同形状的固体制剂。

中药锭剂是将药物粉末用黏性浆液和匀而制成，可以口服或磨汁涂敷患处，如太乙紫金锭、蟾酥锭等。西药锭剂是将药物粉末用糖粉与胶质和匀而制成，一般供口含用，可渐渐溶化而发挥局部药效。

## 二、制剂工艺及质量评定

### 1. 制剂工艺

制备锭剂，用各该品种制法项下规定的黏合剂或利用药材本身的黏性合坨，以捏搓法或模制法成型，整修，阴干。捏搓法由于需要人工制备，耗时耗力且在微生物方面不易控制，因此近些年锭剂的制备方法主要采用的是模制法，而模制法主要就是利用黏合剂和药材混合后的黏性通过固定在机器上的模具模制成型。泛制者照丸剂项下的水丸制备。

### 2. 制剂质量评定

《中华人民共和国药典》2020 年版规定：除另有规定外，锭剂应进行以下相应检查。

**【重量差异】** 除另有规定外，照丸剂重量差异项下方法检查，应符合规定。

**【微生物限度】** 除另有规定外，照非无菌产品微生物限度检查：微生物计数法（通则 1105）和控制菌检查法（通则 1106）及非无菌药品微生物限度标准（通则 1107）检查，应符合规定。

## 三、生产和贮藏期间的有关规定与产品举例

### 1. 生产和贮藏期间的有关规定

《中华人民共和国药典》2020 年版规定：锭剂在生产与贮藏期间应符合下列有关规定。

（1）作为锭剂黏合剂使用的蜂蜜、糯米粉等应按规定方法进行加工处理。

（2）制备时，应按各品种制法项下规定的黏合剂或利用饮片细粉本身的黏性，以适宜方法成形、整修，阴干或低温干燥。

（3）需包衣或打光的锭剂，应按各品种制法项下规定的包衣材料进行包衣或打光。

（4）锭剂应平整光滑、色泽一致，无皱缩、飞边、裂隙、变形及空心。

（5）除另有规定外，锭剂应密闭，置阴凉干燥处贮存。

### 2. 产品举例

#### 蟾酥锭

**【处方】** 蟾酥（酒炙）60g，人工麝香 1.5g，冰片 3g，雄黄 240g，朱砂 240g，蜗牛 120g。

**【制法】** 以上六味，人工麝香、冰片、雄黄、朱砂分别研成细粉，雄黄、朱砂细粉与蜗牛共粉碎成细粉，与上述人工麝香、冰片末配研，混匀。

蟾酥用白酒溶化，与上述细粉搅匀，制成锭，阴干，即得。

**【功能与主治】** 活血解毒，消肿止痛。用于疔毒恶疮、痈疽发背、初起红肿坚硬、麻木疼痛、乳痈肿痛、蝎蜇虫咬伤、焮热疼痛等症。

**【用法与用量】** 用醋研磨涂患处。

## 第十二节　涂剂、涂膜剂

涂剂和涂膜剂均为液体制剂，是在临床工作中以给药途径和应用方法进行分类、命名的。涂剂内含药物多具有抑制真菌、腐蚀或软化角质等作用，常用于灰指甲、癣症、除臭等。涂膜剂一般用于无渗出液的损害性皮肤病等。

### 一、制剂定义

涂剂系指含原料药物的水性或油性溶液、乳状液、混悬液，供临床前用消毒纱布或棉球等柔软物蘸取涂于皮肤或口腔与喉部黏膜的液体制剂。也可为临用前用无菌溶剂制成溶液的无菌冻干制剂，供创伤面涂抹治疗用。一般因刺激性较强，使用时注意勿沾污正常皮肤或黏膜。

涂膜剂系指原料药物溶解或分散于含成膜材料的溶剂中，涂搽患处后形成薄膜的外用液体制剂。涂膜剂在某些皮肤病的防治上有较好的作用。

### 二、制剂工艺及质量评定

#### 1. 制剂工艺

涂剂制备工艺简单，一般可直接将主药溶解于溶剂中制备，常用的溶剂有乙醇、丙酮、二甲基亚砜等。

涂膜剂一般用溶解法制备，具体操作时视药物的具体情况而定，如能溶解于溶剂中，可直接加入溶解；如为中药，则应先制成乙醇提取液或提取物的乙醇-丙酮溶液，再加入到成膜材料中；如没有合适的溶剂溶解时，可将其粉碎成细粉，均匀分散于成膜材料的浆液中。

#### 2. 制剂质量评定

《中华人民共和国药典》2020年版规定：除另有规定外，涂剂、涂膜剂应进行以下相应检查。

**【装量】** 除另有规定外，照最低装量检查法（通则0942）检查，应符合规定。

**【无菌】** 除另有规定外，用于烧伤［除程度较轻的烧伤（Ⅰ°或浅Ⅱ°外）］、严重创伤或临床必须无菌的涂剂，照无菌检查法（通则 1101）检查，应符合规定。

**【微生物限度】** 除另有规定外，照非无菌产品微生物限度检查：微生物计数法（通则 1105）和控制菌检查法（通则 1106）及非无菌药品微生物限度标准（通则 1107）检查，应符合规定。

## 三、生产和贮藏期间的有关规定与产品举例

### 1. 生产和贮藏期间的有关规定

《中华人民共和国药典》2020 年版规定：涂剂在生产与贮藏期间应符合下列有关规定。

（1）涂剂大多为消毒或消炎药物的甘油溶液，也可用乙醇、植物油等作溶剂。以油为溶剂的应无酸败等变质现象，并应检查折光率。如所用原料药物为生物制品原液，则其原液、半成品和成品的生产及质量控制应符合相关品种项下的要求。

（2）涂剂在贮存时，乳状液若出现油相与水相分离，经振摇后应能重新形成乳状液；混悬液若出现沉淀物，经振摇应易分散，并具足够稳定性，以确保给药剂量的准确。易变质的涂剂应在临用前配制。

（3）涂剂应稳定，根据需要可加入抑菌剂或抗氧剂。除另有规定外，在制剂确定处方时，该处方的抑菌效力应符合抑菌效力检查法（通则 1121）的规定。

（4）为了避免溶剂蒸发，可采用非渗透性容器或包装。

（5）除另有规定外，应避光、密闭贮存。对热敏感的品种，应在 2～8℃保存与运输。

（6）除另有规定外，涂剂在启用后最多可使用 4 周。

（7）涂剂用于烧伤治疗如为非无菌制剂的，应在标签上标明“非无菌制剂”；产品说明书中应注明“本品为非无菌制剂”，同时在适应证下应明确“用于程度较轻的烧伤（Ⅰ°或浅Ⅱ°）”；注意事项下规定“应遵医嘱使用”。

《中华人民共和国药典》2020 年版规定：涂膜剂在生产与贮藏期间应符合下列有关规定。

（1）涂膜剂用时涂布于患处，有机溶剂迅速挥发，形成薄膜保护患处，并缓慢释放药物起治疗作用。涂膜剂一般用于无渗出液的损害性皮肤病等。

（2）涂膜剂常用的成膜材料有聚乙烯醇、聚乙烯吡咯烷酮、乙基纤维素和聚乙烯醇缩甲乙醛等；增塑剂有甘油、丙二醇、三乙酸甘油酯等；溶剂为乙醇等。必要时可加其他附加剂，所加附加剂对皮肤或黏膜应无刺激性。

（3）涂膜剂应稳定，根据需要可加入抑菌剂或抗氧剂。除另有规定外，在制剂确定处方时，该处方的抑菌效力应符合抑菌效力检查法（通则 1121）的规定。

（4）除另有规定外，应采用非渗透性容器和包装，避光、密闭贮存。

（5）除另有规定外，涂膜剂在启用后最多可使用 4 周。

（6）涂膜剂用于烧伤治疗如为非无菌制剂的，应在标签上标明“非无菌制剂”；产品说明书中应注明“本品为非无菌制剂”，同时在适应证下应明确“用于程度较轻的烧伤（Ⅰ°或浅Ⅱ°）”；注意事项下规定“应遵医嘱使用”。

2. 产品举例

#### （1）甲癣涂剂

**【处方】** 水杨酸50g，丙酮50mL，冰醋酸300mL，碘45g，碘化钾27g，纯化水27mL，乙醇适量共至1000mL。

**【制法】** 水杨酸溶于适量乙醇后，加丙酮、冰醋酸混匀；另取碘化钾溶于纯化水中，加碘使之全部溶解，然后加入适量乙醇混合均匀，将之与前液混合，最后加乙醇使成1000mL，搅匀即得。

**【功能与主治】** 本品有溶解角质、抑制真菌作用。用于手、足癣。

**【用法与用量】** 外用。刮薄病甲板后，涂于患处。

#### （2）伤湿涂膜剂

**【处方】** 雪上一枝蒿60g，白芷90g，生莪术60g，金果榄60g，桂枝40g，薄荷脑50g，徐长卿90g，合成樟脑50g，颠茄浸膏0.6g，邻苯二甲酸二丁酯30g，聚乙烯醇缩醛13g，丙酮100mL，70％乙醇加至1000g。

**【制法】** 先将雪上一枝蒿、白芷、生莪术、金果榄、桂枝、徐长卿6味中药粉碎成粗粉，用85％～90％乙醇浸渍36～48h后渗漉，收集渗漉液，加压浓缩至总量约为500g，加入合成樟脑、薄荷脑、颠茄浸膏、邻苯二甲酸二丁酯，待完全溶解后，加入聚乙烯醇缩醛，边加边搅拌，至全部溶解后加入丙酮，再加入70％乙醇至1000g，分装于小瓶中密封即得。

**【功能与主治】** 活血止痛，祛风湿。主治风湿疼痛，扭伤，挫伤。

**【用法与用量】** 用时涂于患处。

## 第十三节　眼用制剂

眼用制剂是直接用于眼部、发挥治疗作用的制剂，多数情况下以局部作用为主。脂溶性药物一般经角膜渗透吸收，亲水性药物及多肽蛋白质类药物不易透过角膜，主要通过结膜、巩膜途径吸收。

眼用制剂存在用药后药液流失、药效维持时间短、给药频繁、生物利用度低等不足。为解决上述问题，新型眼部释药系统研究主要集中在如何改善眼部的生物利用度和持续释药上。这些新型眼用给药系统如原位凝胶释药系统、眼部植入释药系统一方面可解决部分难溶性药物眼部给药的困难，并在一定程度上提高药物在眼部组织的生物利用度；另一方面可延长药物的角膜滞留时间，减少用药次数，降低药物在眼部或全身的不良反应。

## 一、制剂定义

眼用制剂系指直接用于眼部发挥治疗作用的无菌制剂。

## 二、制剂分类

眼用制剂可分为眼用液体制剂、眼用半固体制剂、眼用固体制剂等。眼用液体制剂也可以固态形式包装，另备溶剂，在临用前配成溶液或混悬液。

眼用液体制剂根据用法分为滴眼剂、洗眼剂、眼内注射溶液；眼用半固体制剂根据基质的性质分为眼膏剂、眼用乳膏剂、眼用凝胶剂；眼用固体制剂根据形态特性分为眼膜剂、眼丸剂、眼内插入剂等。

## 三、制剂工艺及质量评定

### 1. 制剂工艺

（1）眼用液体制剂的制备

① 容器　滴眼剂应用的包装容器应无菌、不易破裂，其透明度应不影响可见异物检查。目前常用的容器有玻璃瓶和塑料瓶两种。

玻璃瓶一般为中性玻璃，配有滴管和铝盖。耐热、遇光不稳定的可选用棕色瓶。玻璃瓶洗涤方法与注射剂容器相同，可用干热灭菌。

塑料瓶为目前最常用的滴眼瓶，一般由瓶身、滴嘴和外盖组成，瓶身多用聚乙烯 PE 或高密度聚乙烯 HDPE 等，便于挤压给药，滴嘴和瓶盖一般采用较硬的聚丙烯 PP 材质，滴嘴和瓶口要求密封效果好，配合间隙也合理。

② 配制　滴眼剂要求无菌，小量配制可在无菌操作柜中进行，大量生产要按照注射剂生产工艺要求进行。所用器具于洗净后干热灭菌，或用杀菌剂浸泡灭菌，用前再用注射用水洗净，以避免污染。

滴眼剂的配制与注射剂工艺过程几乎相同。对热稳定的药物、附加剂用适量溶剂溶解，必要时加活性炭（0.05%～0.3%）处理，经滤棒、垂熔滤球或微孔滤膜过滤至澄明，加溶剂至全量，灭菌后做半成品检查。对热不稳定的药物可用已灭菌的溶剂和用具在无菌柜中配制，操作中应避免细菌的污染。眼用混悬剂需先将微粉化药物灭菌，另取表面活性剂、助悬剂加少量注射用水配成黏稠液，再与主药用乳匀机搅匀，添加注射用水制成。用于眼部手术或眼外伤的滴眼剂，按安瓿剂生产工艺进行，制成单剂量剂型，保证完全无菌，不加抑菌剂。

③ 灌封　目前生产上均采用减压灌装。

④ 质量检查　应检查可见异物、主药含量、抽样检查铜绿假单胞菌及金黄色葡萄球菌。

⑤ 印字包装　印字同注射剂。

（2）眼膏剂的制备

① 基质　眼膏剂常用的基质，一般由凡士林 8 份，液状石蜡、羊毛脂各 1 份混合而成。根据气候季节可适当增减液状石蜡的用量。基质中羊毛脂有表面活性作用，具有较强的吸水性和黏附性，和眼膏与泪液容易混合，并易附着于眼黏膜上，使基质中药物容易穿透眼膜。眼膏剂基质应加热熔化后用绢布等适宜滤材保温过滤，并在 150℃干热灭菌 1～2h，也可将各组分分别灭菌后再混合。

② 制备　眼膏剂的制备与一般软膏剂制法基本相同，但配料、灌装的暴露工序必须按照无菌药品的生产操作环境进行。所用基质、药物、器械与包装材料等均严格灭菌处理。包装用软膏管出厂时均已灭菌密封，使用时除去外包装后，对内包装袋可采用紫外线照射灭菌处理。眼膏剂配制时，凡主药易溶于水而且性质稳定的，可先配成少量水溶液，用适量灭菌基质或羊毛脂研磨吸收后，再逐渐递加其余基质，研匀即可；若为不溶性药物应粉碎成极细粉，用少量的液状石蜡研匀，再逐渐递加其余基质，混合分散均匀，最后灌装于灭菌容器中，密封。

### 2. 制剂质量评定

《中华人民共和国药典》2020 年版规定：除另有规定外，眼用制剂应进行以下相应检查。

**【可见异物】**除另有规定外，滴眼剂照可见异物检查法（通则 0904）中滴眼剂项下的方法检查，应符合规定；眼内注射溶液照可见异物检查法（通则 0904）中注射液项下的方法检查，应符合规定。

**【粒度】**除另有规定外，含饮片原粉的眼用制剂和混悬型眼用制剂照下述方法检查，粒度应符合规定。

检查法　取液体型供试品强烈振摇，立即量取适量（或相当于主药 10μg）置于载玻片上，共涂 3 片；或取 3 个容器的半固体型供试品，将内容物全部挤于适宜的容器中，搅拌均匀，取适量（或相当于主药 10μg）置于载玻片上，涂成薄层，薄层面积相当于盖玻片面积，共涂 3 片；照粒度和粒度分布测定法（通则 0982 第一法）测定，每个涂片中大于 50μm 的粒子不得过 2 个（含饮片原粉的除外），且不得检出大于 90μm 的粒子。

**【沉降体积比】**混悬型滴眼剂（含饮片细粉的滴眼剂除外）照下述方法检查，沉降体积比应不低于 0.90。

检查法　除另有规定外，用具塞量筒量取供试品 50mL，密塞，用力振摇 1min，记下混悬物的开始高度 $H_0$，静置 3h，记下混悬物的最终高度 $H$，按下式计算：

$$沉降体积比=\frac{H}{H_0}$$

**【金属性异物】** 除另有规定外，眼用半固体制剂照下述方法检查，应符合规定。

检查法　取供试品10个，分别将全部内容物置于底部平整光滑、无可见异物和气泡、直径为6cm的平底培养皿中，加盖，除另有规定外，在85℃保温2h，使供试品摊布均匀，室温放冷至凝固后，倒置于适宜的显微镜台上，用聚光灯从上方以45°角的入射光照射皿底，放大30倍，检视不小于50μm且具有光泽的金属性异物数。10个容器中每个含金属性异物超过8粒者，不得过1个，且其总数不得过50粒；如不符合上述规定，应另取20个复试；初、复试结果合并计算，30个中每个容器中含金属性异物超过8粒者，不得过3个，且其总数不得过150粒。

**【装量差异】** 除另有规定外，单剂量包装的眼用固体制剂或半固体制剂照下述方法检查，应符合规定。

检查法　取供试品20个，分别称定内容物重量，计算平均装量，每个装量与平均装量相比较（有标示装量的应与标示装量相比较），超过平均装量±10%者，不得过2个，并不得有超过平均装量±20%者。

凡规定检查含量均匀度的眼用制剂，一般不再进行装量差异检查。

**【装量】** 除另有规定外，单剂量包装的眼用液体制剂照下述方法检查，应符合规定。

检查法　取供试品10个，将内容物分别倒入经标化的量入式量筒（或适宜容器）内，检视，每个装量与标示装量相比较，均不得少于其标示量。

多剂量包装的眼用制剂，照最低装量检查法（通则0942）检查，应符合规定。

**【渗透压摩尔浓度】** 除另有规定外，水溶液型滴眼剂、洗眼剂和眼内注射溶液按各品种项下的规定，照渗透压摩尔浓度测定法（通则0632）测定，应符合规定。

**【无菌】** 除另有规定外，照无菌检查法（通则1101）检查，应符合规定。

## 四、生产和贮藏期间的有关规定与产品举例

### 1. 生产和贮藏期间的有关规定

《中华人民共和国药典》2020年版规定：眼用制剂在生产与贮藏期间应符合下列有关规定。

（1）眼用制剂一般可用溶解、乳化、分散等方法制备。

（2）滴眼剂中可加入调节渗透压、pH值、黏度以及增加原料药物溶解度和制剂稳定的辅料，所用辅料不应降低药效或产生局部刺激。

（3）除另有规定外，滴眼剂应与泪液等渗。混悬型滴眼剂的沉降物不应结块或聚集，经振摇应易再分散，并应检查沉降体积比。除另有规定外，每个容器的装量应不超过10mL。

（4）洗眼剂属用量较大的眼用制剂，应尽可能与泪液等渗并具有相近的pH

值。除另有规定外，每个容器的装量应不超过 200mL。

(5) 多剂量眼用制剂一般应加适当抑菌剂，尽量选用安全风险小的抑菌剂，产品标签应标明抑菌剂种类和标示量。除另有规定外，在制剂确定处方时，该处方的抑菌效力应符合抑菌效力检查法（通则 1121）的规定。

(6) 眼用半固体制剂的基质应过滤并灭菌，不溶性原料药物应预先制成极细粉。眼膏剂、眼用乳膏剂、眼用凝胶剂应均匀、细腻、无刺激性，并易涂布于眼部，便于原料药物分散和吸收。除另有规定外，每个容器的装量应不超过 5g。

(7) 眼内注射溶液、眼内插入剂、供外科手术用和急救用的眼用制剂，均不得加抑菌剂或抗氧剂或不适当的附加剂，且应采用一次性使用包装。

(8) 包装容器应无菌、不易破裂，其透明度应不影响可见异物检查。

(9) 除另有规定外，眼用制剂还应符合相应剂型通则项下有关规定，如眼用凝胶剂应符合凝胶剂的规定。

(10) 除另有规定外，眼用制剂应遮光密封贮存。

(11) 眼用制剂在启用后最多可使用 4 周。

## 2. 产品举例

### 双黄连滴眼液

**【处方】** 连翘 500g，金银花 250g，黄芩 250g。

**【制法】** 以上三味，黄芩加水煎煮两次，每次 1h，滤过，合并滤液，滤液用 2mol/L 盐酸溶液调节 pH 值至 1.0～2.0，在 80℃保温 30min，静置 24h，滤过，沉淀加水搅拌，用 40%氢氧化钠溶液调节 pH 值至 6.0～7.0，加等量乙醇，搅拌使溶解，滤过，滤液用 2mol/L 盐酸溶液调节 pH 值至 2.0，80℃保温 30min，静置 12h，滤过，沉淀用乙醇洗至 pH 值至 4.0，加水搅拌，用 40%氢氧化钠溶液调节 pH 值至 6.0～7.0，加入 0.5%活性炭，充分搅拌，50℃保温 30min，加入乙醇，搅拌均匀后，立即滤过，滤液用 2mol/L 盐酸溶液调节 pH 值至 2.0，80℃保温 30min，静置 12h，滤过，沉淀用少量乙醇洗涤后，60℃以下干燥，备用；金银花、连翘分别加水浸渍 30min 后，煎煮二次，每次 1h，合并煎液滤过，滤液浓缩至相对密度为 1.20～1.25（70℃）的清膏，冷至 40℃，缓缓加入乙醇使含醇量达 75%，充分搅拌，静置 12h，滤取上清液，回收乙醇至无醇味，加水静置 12h，滤取上清液，浓缩至相对密度为 1.10～1.15（80℃）的清膏，冷至 40℃，加入乙醇使含醇量达 85%，静置 12h 以上，滤取上清液，回收乙醇至无醇味，备用。取上述黄芩提取物，加入适量水，加热，用 40%氢氧化钠溶液调节 pH 值至 7.0 使溶解，加入上述金银花、连翘提取物，加水至 1000mL，加入 0.5%活性炭 5g，调节 pH 值至 7.0，加热微沸 15min，冷却，滤过，加注射用水至 1000mL，115℃灭菌 3min，冷藏，滤过，浓缩，冷冻干燥，制成粉末，分装成 1000 支，即得。

另取氯化钠 45g 和羟苯乙酯 2.5g，加水 5000mL，搅拌使之溶解，滤过，

115℃灭菌30min，冷却，分装成1000支，即得滴眼溶剂。

**【功能与主治】** 驱风清热，解毒退翳。用于风邪热毒型单纯疱疹病毒性树枝状角膜炎。

**【用法与用量】** 滴入眼睑内（临用前将1支药粉与1支溶剂配制成溶液，使充分溶解后使用）。一次1～2滴，一日4次。四周为一疗程。

## 第十四节　鼻用制剂

鼻用制剂是经鼻腔给药，药物通过鼻黏膜吸收直接进入人体循环，有效避免了胃肠道消化液对药物的破坏作用和肝脏对药物的首过消除，有利于提高药物的生物利用度。鼻用制剂携带和使用也较为方便，不必考虑饭前饭后的给药时间间隔。

### 一、制剂定义

鼻用制剂系指直接用于鼻腔，发挥局部或全身治疗作用的制剂。鼻用制剂应尽可能无刺激性，并不可影响鼻黏膜和鼻纤毛的功能。

### 二、制剂分类

鼻用制剂可分为鼻用液体制剂（滴鼻剂、洗鼻剂、喷雾剂等）、鼻用半固体制剂（鼻用软膏剂、鼻用乳膏剂、鼻用凝胶剂等）、鼻用固体制剂（鼻用散剂、鼻用粉雾剂和鼻用棒剂等）。鼻用液体制剂也可以固态形式包装，配套专用溶剂，在临用前配成溶液或混悬液。

### 三、制剂工艺及质量评定

#### 1. 制剂工艺

以滴鼻剂为例，滴鼻剂多以水、丙二醇、液状石蜡、植物油为溶剂，一般制成溶液剂；但亦有制成混悬剂、乳剂使用的。鼻用水溶液容易与鼻腔内分泌液混合，容易分布于鼻腔黏膜表面，但维持时间短。为促进吸收、防止黏膜水肿，应适当调节渗透压，pH值（应为5.5～7.5）和黏度。

#### 2. 制剂质量评定

《中华人民共和国药典》2020年版规定：除另有规定外，鼻用制剂应进行以下相应检查。

**【沉降体积比】** 混悬型滴鼻剂照下述方法检查，沉降体积比应不低于0.90。

检查法　除另有规定外，用具塞量筒量取供试品50mL，密塞，用力振摇

1min，记下混悬物的开始高度 $H_0$，静置 3h，记下混悬物的最终高度 $H$，按下式计算：

$$沉降体积比=\frac{H}{H_0}$$

**【递送剂量均一性】** 定量鼻用气雾剂、混悬型和乳液型定量鼻用喷雾剂及多剂量储库型鼻用粉雾剂照下述方法测定，应符合规定。

测定法　取供试品 1 瓶，振摇 5s，弃去 1 喷。至少等待 5s 后，振摇供试品 5s，弃去 1 喷，重复此操作至弃去 5 喷。等待 2s 后，正置供试品，挤压装置，垂直（或接近垂直）喷射 1 喷至收集装置中，采用各品种项下规定溶剂收集装置中的药液，用各品种项下规定的分析方法，测定收集液中的药量。重复测定 10 瓶。

结果判定　符合下述条件之一者，可判为符合规定。

(1) 10 个测定结果中，若至少 9 个测定值在平均值的 75%～125%之间，且全部测定值在平均值的 65%～135%之间。

(2) 10 个测定结果中，若 2～3 个测定值超出 75%～125%，应另取 20 瓶供试品测定，30 个测定结果中，超出 75%～125%的测定值不多于 3 个，且全部在 65%～135%之间。

**【装量差异】** 除另有规定外，单剂量包装的鼻用固体制剂或半固体制剂照下述方法检查，应符合规定。

检查法　取供试品 20 个，分别称定内容物重量，计算平均装量，每个装量与平均装量相比较（有标示装量的应与标示装量相比较），超过平均装量±10%者，不得过 2 个，并不得有超过平均装量±20%者。

凡规定检查含量均匀度的鼻用制剂，一般不再进行装量差异检查。

**【装量】** 除另有规定外，单剂量包装的眼用液体制剂照下述方法检查，应符合规定。

检查法　取供试品 10 个，将内容物分别倒入经标化的量入式量筒内，在室温下检视，每个装量与标示装量相比较，均不得少于其标示量。

多剂量包装的鼻用制剂，照最低装量检查法（通则 0942）检查，应符合规定。

**【无菌】** 除另有规定外，用于手术、创伤或临床必须无菌的鼻用制剂，照无菌检查法（通则 1101）检查，应符合规定。

**【微生物限度】** 除另有规定外，照非无菌产品微生物限度检查：微生物计数法（通则 1105）和控制菌检查法（通则 1106）及非无菌药品微生物限度标准（通则 1107）检查，应符合规定。

## 四、生产和贮藏期间的有关规定与产品举例

### 1. 生产和贮藏期间的有关规定

《中华人民共和国药典》2020 年版规定：鼻用制剂在生产与贮藏期间应符合下

列有关规定。

（1）鼻用制剂可根据主要原料药物的性质和剂型要求选用适宜的辅料。通常含有调节黏度、控制 pH 值、增加原料药物溶解、提高制剂稳定性或能够赋形的辅料，除另有规定外，多剂量水性介质鼻用制剂应当添加适宜浓度的抑菌剂，在制剂确定处方时，该处方的抑菌效力应符合抑菌效力检查法（通则 1121）的规定，制剂本身如有足够的抑菌性能，可不加抑菌剂。

（2）鼻用制剂多剂量包装容器应配有完整和适宜的给药装置。容器应无毒并洁净，且应与原料药物或辅料具有良好的相容性。容器的瓶壁要均匀且有一定的厚度，除另有规定外，装量应不超过 10mL 或 5g。

（3）鼻用溶液应澄清，不得有沉淀和异物；鼻用混悬液若出现沉淀物，经振摇应易分散；鼻用乳状液若出现油相与水相分层，经振摇应易恢复成乳状液；鼻用半固体制剂应柔软细腻，易涂布。

（4）鼻用粉雾剂中原料药物与适宜辅料的粉末粒径一般应为 30～150μm；鼻用气雾剂和鼻用喷雾剂喷出后的雾滴粒子绝大多数应大于 10μm。

（5）鼻用制剂应无刺激性，对鼻黏膜及其纤毛不应产生不良反应。如为水性介质的鼻用制剂应调节 pH 值与渗透压。

（6）除另有规定外，鼻用制剂还应符合相应制剂通则项下有关规定。

（7）除另有规定外，鼻用制剂应密闭贮存。

（8）除鼻用气雾剂、鼻用喷雾剂和鼻用粉雾剂外，多剂量包装的鼻用制剂在开启后使用期一般不超过 4 周。

（9）鼻用制剂若为无菌制剂，应在标签或说明书中标明；如有抑菌剂还应标明抑菌剂的种类及浓度。

## 2. 产品举例

### 呋喃西林麻黄碱滴鼻液

**【处方】**盐酸麻黄碱 10g，呋喃西林 0.15g，氯化钠 6g，对羟基苯甲酸乙酯 0.5g，蒸馏水加至 1000mL。

**【制法】**取呋喃西林、对羟基苯甲酸乙酯先溶于适量沸蒸馏水中后，加蒸馏水至近全量，再分别加入盐酸麻黄碱、氯化钠，使其溶解，过滤，再加蒸馏水至 1000mL，搅拌均匀，即得。

**【功能与主治】**本品具有收缩血管、消炎作用，临床主要用于急慢性鼻炎、鼻窦炎等。

**【用法与用量】**滴鼻，一日数次，1 次 1～3 滴。

# 第三章 常见系统疾病的外用中药的用药原则

## 第一节 传统特色疗法的治疗

### 一、分类

所谓传统特色疗法，是指传统医学中的一些见效快、疗效好、稳定性强、愈后不易复发、痛苦少的健康自然疗法。通过中药外敷、熏蒸、针刺、艾灸、拔罐、刮痧等多种中医特色疗法，刺激体表穴位和病位，经络传导，激活人体脏腑经络的功能，调整机体的气血运行，是目前应用非常广泛的健康自然疗法。

传统特色疗法有狭义和广义之分。狭义的传统特色疗法包括针灸疗法（如体针、放血、头针、耳针、足针、腕踝针、梅花针、火针、电针、穴位注射、针刀、灸疗、拔罐、刮痧等）、按摩疗法（如头部按摩、足底按摩、整脊、捏脊、点穴等）、外治疗法（如灌肠、熏洗、药浴、香熏、外敷、膏药、脐疗、蜂疗等）、方药应用（如老中医验案、民间土单验方应用、古方今用、成药应用、临床自拟方应用等）、民族医药（如藏医、蒙医、维医、壮医、傣医、苗医等民族医药研究）以及综合疗法、饮食药膳、家庭医生、养生保健、康复护理等。其中部分疗法经过现代中医学者的继承与发展，结合现代医学理论及现代中西医结合的理论精华进行探索研究，逐渐形成了既继承传统疗法的特色与优点又具有创新性的新型临床实用型传统疗法，如腹针疗法、平衡针疗法、热敏灸疗法、雷火灸疗法、穴位埋线疗法、电热针疗法等，从而形成了具有时代特色的广义中医传统特色疗法。

最常见的传统特色疗法包括以下几类。

#### 1. 针刺疗法

针刺疗法是在中医理论的指导下把针具（通常指毫针）按照一定的角度刺人患者体内，运用捻转与提插等针刺手法来对人体特定部位进行刺激来治疗疾病的方法。

针刺疗法治疗病症包括中风偏瘫、各种原因所致的截瘫、小儿脑瘫、多发性神经根炎、末梢神经炎、各种肌肉扭挫伤、关节疼痛、重症肌无力、周期性肌麻痹、类风湿关节炎、痛风、变应性鼻炎（过敏性鼻炎）、过敏性哮喘、坐骨神经痛、颈肩腰腿痛、头痛、肌肉痛、高血压眩晕、更年期综合征、肥胖症等。

### 2. 艾灸疗法

艾灸疗法是以预制的灸炷或灸草点燃后直接或间接在体表一定的穴位上烧灼、熏熨，借助灸火的热力，通过经络的传导，达到预防和治疗疾病的方法，因其以艾草最为常用，故而称为艾灸疗法。此法有温通气血、疏通经络、调和阴阳、扶正祛邪、升阳举陷、行气活血、祛寒逐湿、消肿散结、回阳救逆等作用，对慢性虚弱性病症和风、寒、湿邪为患的疾病尤为适宜。艾灸疗法的具体方法很多，常用的有热敏灸、雷火灸、隔物灸、天灸等。

（1）热敏灸　全称“腧穴热敏化艾灸新疗法”，是基于腧穴热敏化理论的一种灸法。凡是出现腧穴热敏化的疾病，无论热证、寒证，或是虚证、实证，均可采用此法进行治疗，对于感冒、慢性支气管炎、支气管哮喘、消化性溃疡、功能性消化不良、肠易激综合征、便秘、原发性痛经、盆腔炎症、阳痿、偏头痛、面瘫、三叉神经痛、面肌痉挛、枕神经痛、疱疹后神经痛、脑梗死、失眠、过敏性鼻炎、荨麻疹、颈椎病、腰椎间盘突出症、肩周炎、膝关节骨性关节炎、肌筋膜疼痛综合征、网球肘等疾病均有较好的治疗效果。

（2）雷火灸　是用由多种纯中药粉末加上艾绒精制而成的特殊灸条施灸于穴位上的一种灸法。主要适用证如下。①痛证：损伤、风湿、颈肩腰腿痛、骨质增生、网球肘等症引起的疼痛或不便等。②鼻疾：急性鼻炎、急慢性鼻窦炎、萎缩性鼻炎、过敏性鼻炎、肥大性鼻炎等。③眼疾：近视、远视、斜视、慢性角膜炎、散光、弱视、白内障、沙眼、视神经萎缩等。④耳疾：耳鸣、耳聋、中耳炎、突发性耳鸣、老年性耳鸣等。⑤减肥：腹部肥胖、大小腿肥胖、全身肥胖。⑥内科疾病：胸腹胀满、慢性胃肠病等。⑦妇科疾病：痛经、月经不调、输卵管堵塞、子宫肌瘤、卵巢囊肿、慢性盆腔炎、不孕症等。⑧男性疾病及保健。

（3）隔物灸　又称间接灸或间隔灸，是在艾炷与皮肤之间衬垫某些药物而施灸的一种灸法。因其隔衬的药物不同，又可分为多种灸法。临床上运用较多的为隔姜灸、隔蒜灸、隔盐灸、隔附子灸、隔豆豉灸、隔胡椒饼灸等。隔物灸治疗的病症包括霍乱吐泻、痢疾、中风脱证、虚脱休克、感冒、鼻炎、咳嗽、哮喘、脘腹胀满、痞闷不适、胃下垂、子宫脱垂、脱肛、遗精、阳痿、早泄、脐腹结冷、下元虚冷、妇女宫寒不孕、气虚崩漏、血寒经闭、冷积腹中、二便不通、突发性耳聋、耳鸣、面瘫、风湿骨痛、风寒湿痹、疮疡疖肿、痈疽初起、阴疽流注、瘰疬、痰核、虫蛇蜂蝎咬蜇伤、外痔、瘘管、结胸证、疝气等。

（4）天灸　灸疗中的非火热灸法，又名“自灸”。是将对皮肤有较强刺激作用的中药贴敷于穴位或患部，使局部充血红赤，甚至发疱如同艾火灸燎，进而激发经络调整气血的一种灸法。天灸适用于内外妇儿各科疾病的治疗，应用范围比较广泛，尤其对于一些疑难顽症有独特的疗效。虽然天灸会造成局部皮肤较强的刺激，甚至发疱形成轻度皮损，在一定程度上限制了该法的更广泛应用，但因其对某些顽症痼疾有着奇特疗效，仍备受推崇。

### 3. 刮痧疗法

刮痧疗法是采用刮痧器具（如刮痧板、牛角刮板、玉石、火罐或边缘光滑的竹板、小汤匙、硬币等），按照一定的手法，蘸刮痧油（或水、植物油、精油、凡士林等）在选定的体表皮肤上进行由上而下、由内向外的反复刮拭，通过良性刺激使局部皮肤出现紫红色的瘀点，达到疏通经络、活血化瘀的作用，从而达到防病治病和保健强身的方法。刮痧疗法的常用部位是颈椎、后背或者腰部。其力度大小要根据患者病情和承受能力决定。对一些不易出痧或出痧少的患者不可强行出痧。重点穴位刮痧应以穴位为中心，上下总长度在10～15cm。对于经络较长的部位，可采用分段刮痧。

本疗法是临床常用的一种简易治疗方法，多用于治疗夏秋季时病，如中暑、外感、胃肠道疾病。现刮痧疗法的治疗范围包括内科、妇科、男科、儿科、外科、皮肤科、骨伤科、眼科等11大类数百种病症。

### 4. 拔罐疗法

拔罐疗法是以罐为工具，利用热力排出罐内空气，形成负压，使罐紧吸在施治部位，通过物理的刺激和负压人为造成毛细血管破裂瘀血，调动人体干细胞修复功能，促进血液循环，激发精气，调理气血，达到提高和调节人体免疫力的一种充血疗法。拔罐疗法对穴位定位不要求十分精确，通过中医的寒、热、虚、实辨证，选择一些经络所过或经气聚集的部位即可。此种疗法可以逐寒祛湿、疏通经络、行气活血、消肿止痛、拔毒泄热，具有调整人体阴阳平衡、解除疲劳、增强体质的功能。

拔罐疗法对以下病症有良好的效果。①呼吸系统：急性及慢性支气管炎、哮喘、肺水肿、肺炎、胸膜炎。②消化系统：急性及慢性胃炎、胃神经痛、消化不良、胃酸过多。③循环系统：高血压病。④运动系统：颈椎关节痛、肩关节及肩胛痛、肘关节痛、背痛、腰椎痛。⑤神经系统：面神经痉挛。⑥妇科：痛经。⑦外科：疮疡：急性乳腺炎。

### 5. 推拿疗法

推拿疗法是指医者将自己的双手作用于病患的体表、受伤的部位、不适的所在、特定的穴位、疼痛的地方，具体运用推、拿、按、摩、揉、捏、点、拍等形式多样的手法，以达到疏通经络、推行气血、扶伤止痛、祛邪扶正、调和阴阳的疗效。常见的推拿有正骨推拿、伤科推拿、小儿推拿、经络推拿、脏腑推拿、急救推拿、保健推拿、点穴推拿等。

本疗法治病的途径是靠医者施用各种与疾病相适应的手法，于患者体表的经络穴位的部位上施加不同的力量、技巧和功力，借手法所产生的物理机械刺激来达到恢复或改善机体的各项功能，改善病情促使康复，从而达到健身或治病的目的。治疗病症包括各种急、慢性劳损性筋伤，颈肩腰腿痛、关节脱位或脱位后期出现的关节僵直、肌肉萎缩性关节病及引起的疼痛病症，现越来越多应用于机体的康复和保健。

### 6. 熏蒸疗法

熏蒸疗法是指用中药煮沸之后产生的蒸汽熏蒸患者全身或局部，利用药性、水和蒸汽等刺激作用来达到防病治病的一种疗法。中药熏蒸过程中，热疗效应与药疗效应相互影响，共同作用于体表，直接产生杀虫、杀菌、消炎、止痒、止痛等作用；或是经透皮吸收入体内通过激动组织细胞的受体或参与调节新陈代谢水平等生化过程发挥药疗作用。

熏蒸疗法的适用范围较广，一般适用于风湿性疾病的慢性期，尤其适用于寒性关节疼痛、风湿性关节疼痛、类风湿关节疼痛等，临床表明对于强直性脊柱炎效果也较为显著。对于慢性腰腿疼痛、颈椎病、腰肌劳损、坐骨神经痛效果很好。另外，根据配药的不同，中药熏蒸也可应用于内科、妇科、男科、皮肤科、五官科等病症的治疗。

### 7. 贴敷疗法

贴敷疗法是利用药物贴敷穴位，刺激经络穴位达到治病目的的特色疗法。它以中医基本理论为指导，应用中药制剂，施于皮肤、孔窍、腧穴及病变局部，结合穴位与药物作用创建和发展起来的一种独特的治疗方法。该疗法具有舒筋活络、祛瘀生新、消肿止痛、清热解毒、拔毒等功效。贴敷疗法简便易学，作用迅速，容易推广，使用安全，副作用极小，因而患者容易接受。

贴敷疗法是以透皮吸收发挥作用，较其他给药途径用药安全，同时也增大了用药的范围。它不仅在外科、骨伤、皮肤、五官、肛肠等疾病的治疗方面特色显著，而且对内科、妇科疾病也有显著疗效，尤其对老幼虚弱之体，攻补难施之时或不肯服药之人，不能服药之症，更有内服法所不具有的诸多优点。

## 二、治疗优势（以伏天灸为例）

伏天灸疗法属天灸疗法的范畴，是我国传统医学中最具特色的治疗方法之一。“伏”指古传统历法中的三伏，即初伏、中伏、末伏，因此该疗法按时间又可分为伏前灸、初伏灸、中伏灸、末伏灸、伏后灸。本疗法中涵盖了中医疗法中治未病、因人因时而异、急则治其标缓则治其本三个基本治疗原则。同时又充分体现了传统医学中“时间疗法”“天人相应”与“冬病夏治”等理论。

中医治病讲究未病先防，三伏天灸疗法借助三伏天大自然阳气生发，人体阳盛于外而虚于内、体内凝寒之气易解的状态，外加皮肤毛孔开放，药物容易渗入穴位经络，是补益阳气、驱散体内寒邪的最佳时机，此时对冬季易发病患者配以辛温、走窜、通经之药物贴敷于某些特定的穴位，疏通经络、调节气血阴阳、驱散外邪，以达到扶阳祛寒的目的。同时为秋冬储备阳气，使患者冬季阳气充足、阴精敛藏而不外泻，从而提高抗病能力。

而现代医学则认为三伏天灸的治疗原理主要包括：

（1）局部的刺激作用　人体对局部的药物刺激产生免疫反应，产生抗体，从而提高机体的免疫功能。

（2）经络的调节作用　温热性能的药物对局部的刺激，具有温经通络、行气活血、祛湿散寒的效果。

（3）药物本身的作用　药物通过皮肤渗透至皮下组织，在局部产生药物浓度的相对优势，发挥较强的药理作用。

（4）利用全年最热的时段，人体阳气最盛，通过药物刺激人体穴位，有利于机体增强抵抗力。

## 三、注意事项

### 1. 针刺疗法

（1）针刺治疗前应做好患者思想工作，消除其恐惧心理。

（2）所用针具应经过严格消毒，也可采用一次性针具。

（3）对久病体虚、大出血的患者，针刺手法不宜过强，尽量让患者采取卧位。

（4）胁肋、胸背部、肾区等重要脏器所在部位，不宜直刺、深刺；有大血管走行的部位，针刺时应避开血管斜刺。

（5）对于容易晕针的患者，事先应采取相应的准备措施。

（6）刚参加重体力劳动或剧烈运动者，应让其休息片刻后再进行针刺。

（7）针刺眼区穴位和颈部的风府、哑门等穴，以及背部的腧穴，一定要注意掌握好角度，动作幅度不宜过大。

（8）对于尿潴留的患者针刺腹部时，要注意针刺方向、角度及深度，以免刺伤膀胱。

（9）过饥、过饱、酒醉、大惊、劳累过度等，一般不宜针刺。

（10）妊娠 3 月以内，下腹部和腰骶部的穴位禁针。妊娠 3 月以上，上腹部穴位以及一些能引起子宫收缩的腧穴如合谷、三阴交、至阴等，均不宜针刺。

（11）皮肤有感染、溃疡、瘢痕或肿瘤的部位，不宜针刺。

### 2. 艾灸疗法

（1）艾灸前注意事项

① 因艾灸时不能吹风，故房间内不可直吹风，也不可开空调，但应保持房间

空气流通。

② 脉搏每分钟超过 90 次禁灸。

③ 过饥、过饱、酒醉禁灸。

④ 凡实证、热证及阴虚发热证，一般不宜灸；颜面部、浅在血管部，不宜施瘢痕灸；妇女妊娠期下腹、腰骶部，均不宜施灸；身体发炎部位禁灸。

（2）艾灸中注意事项

① 艾灸中要保持心情平静舒缓，心情大悲、大喜、大怒不可艾灸。

② 艾灸中如果穴位表面出现湿气，是艾灸排出体内寒湿的过程。

③ 艾灸时要集中注意力，应找到适当的支撑点，使持艾条的手保持平稳，避免因手不稳，使燃烧的艾条碰触并烫伤皮肤。

④ 艾灸时要调整体位，找准穴位，以保证艾灸的效果。

⑤ 艾灸时应及时将艾条燃烧产生的灰弹掉，以免掉落灼伤皮肤。

⑥ 施灸次序：一般先灸阳经，后灸阴经；先灸上部、背部，后灸下部、腹部；先灸头身，后灸四肢。但在特殊情况下，也可例外。

（3）艾灸后注意事项

① 艾灸完毕，全身毛孔打开，易受寒凉，因此艾灸后半小时内不要用冷水洗手，不可以马上洗澡。

② 施灸后要及时补充水分，禁喝冷水或冰水，以温开水为宜，有助体内毒素的排出。

③ 施灸后如感觉疲劳乏力，属正常现象，可稍事休息作以调整。

④ 施灸后将剩余的艾条熄灭保存。当日或隔日如再施艾灸，可再次利用。

⑤ 施灸后局部皮肤灼热微红等情况，属正常现象。

（4）其他注意事项

① 艾条大小的选择可根据患者病情或体格来确定，一般身体虚弱者宜选小条。

② 颜面五官，心脏大血管处，心经区，阴部及关节活动处，不宜施直接灸，以防危险或留瘢痕。

③ 婴幼儿的囟门不宜直接灸。

④ 对于养生保健灸，则要长期坚持，偶尔灸是不能收到预期效果的。

⑤ 冬季施灸要注意防寒保暖，夏季高温时施灸要防中暑。

⑥ 有些疾病施灸需注意时间，如失眠症要在睡前施灸。

⑦ 初次使用灸法要注意剂量或时间，循序渐进。

⑧ 注意调节施灸温度，既不能烫伤皮肤，又能收到良好的效果。

⑨ 如若灼伤皮肤，局部出现小水疱，不可擦破、挤压或搔抓，可任其吸收。忌发物、房事。

⑩ 因为灸法能益阳，也能伤阴，故对阴虚阳亢的疾病和邪热内炽的患者不宜施灸。凡阴虚痨瘵、咯血吐血、肝阳头痛、中风闭证、热毒旺盛等疾病，慎用

此法。

### 3. 刮痧疗法

（1）操作时选择避风处，尤其避开家里的对流风，以免感受风寒外邪而加重病情或引起感冒。

（2）刮痧用具边缘要钝滑，没有破损，避免划伤皮肤。

（3）要检查被刮者皮肤，红肿热痛、皮炎处不宜刮痧。女性月经期、妊娠期、出血性疾病者禁忌刮痧。

（4）刮痧疗法的体位以患者舒适为度，一般有仰卧、俯卧、仰靠、俯靠等。

（5）初刮时试刮数下，即见皮肤青紫而患者并不觉痛，为本疗法适应证。如见皮肤发红患者呼痛，则非本方法适应证，应送医院诊治。

（6）刮痧时宜取单一方向，时时蘸植物油等保持润滑，自上而下顺刮，用力均匀，手法不可忽重忽轻，以免刮伤皮肤。

（7）操作中随时观察病情，如面色苍白立即停刮。

（8）刮完后应擦干油，并在青紫处抹少量祛风油，让患者休息片刻。如患者自觉胸中郁闷、心里发热等，再在患者胸前两侧第三、四肋间隙处各刮一道即可平静。

（9）刮痧后，饮食宜清淡，忌食生冷油腻之品。第一次刮痧后 3～5 天，痧退后再进行第 2 次刮痧。

（10）刮痧后 3～4h 不宜洗冷水澡，不宜受风。

（11）刮痧的条数多少应视具体情况而定，一般每处刮 2～4 条，每条长 2～3cm 即可。

（12）刮痧后患者应保持情绪平静。

（13）如刮痧后，患者反而更加不适，应立即送医院诊治。

### 4. 拔罐疗法

（1）拔罐部位的皮肤要平坦，肌肉应比较丰满，最好先洗净擦干。

（2）用燃烧酒精拔罐时，用棉棒或棉球蘸酒精不要过多，且注意罐口不要烧热，以免烫伤局部皮肤。

（3）根据体质及病情轮流取穴进行拔罐，一次不宜过多。高热抽搐者不宜拔罐，局部瘀血尚未消退时，不应在原部位重复拔罐。

（4）拔罐过程中，体位切勿移动，以免火罐脱落。

（5）拔罐时注意保温，防止受风着凉。

（6）防止灼伤或烫伤。局部如有烫伤时，可涂紫药水等药物。局部起小水疱无须处理，消毒后任其吸收即可；大的则应消毒后用无菌空针吸出积液，保留疱膜，消毒包扎即可，一般一周即可恢复。

（7）在应用走罐时，不能在骨突出处推拉，以免损伤皮肤，或火罐漏气脱落。

（8）起罐时手法要轻缓，以一手抵住罐边皮肤，按压一下，使气漏入，罐子即能脱下，不可硬拉或旋动。

（9）不宜拔罐部位：①皮肤有过敏、溃疡、水肿者；②骨性突出部位、血管丰富部位，以及心尖搏动处、乳房等部位；③孕妇的腹部、腰骶部等。

### 5. 推拿疗法

（1）推拿者不得留长指甲，不得佩戴饰品，以免划伤患者。

（2）治疗室要注意通风保暖且光线充足。

（3）治疗时要用推拿巾覆盖治疗部位（直接接触皮肤的手法除外）。

（4）对于过饥、过饱、酒后、暴怒后及剧烈运动后的人，一般不可立即施以推拿治疗。

（5）推拿的一个疗程以10～15次为宜，隔日或每日1次，疗程间宜休息3～5日。

（6）对于不同的患者要适其承受能力调整推拿手法，并随时观察患者对手法治疗的反应。

（7）以下人群不宜推拿。

① 严重皮肤病、烧伤、烫伤或皮肤破溃的患者。

② 年老体虚、极度衰弱者。

③ 某些严重疾病，如心脏病、恶性肿瘤、脓毒血症等。

④ 妇女妊娠期和月经期均不宜在腹部、腰骶部及臀部推拿。

⑤ 某些急性传染病、精神病、极度疲劳、醉酒后神志不清以及发热者。

⑥ 某些感染性疾病，如骨髓炎、化脓性关节炎、脑脓肿等。

⑦ 各种出血症，如外伤出血、便血、尿血等。

⑧ 某些急性损伤，如脑或中枢神经的急性损伤、急性脊柱损伤，骨折早期、截瘫初期、皮肤破裂等。

### 6. 熏蒸疗法

（1）熏蒸时应时刻注意防止烫伤，各种用具宜牢固稳妥，热源应当合理，药液不应接触皮肤，以感觉皮肤温热舒适为宜，避免被蒸气烫伤。

（2）应用熏蒸床时，要注意汗出过多，防止站立时虚脱跌倒。

（3）熏蒸浴具要注意消毒。

（4）冬季熏蒸应注意保暖，夏季熏蒸要避免风吹。

（5）全身熏蒸时间不宜过长，若有不适时，停止熏蒸，让患者卧床休息。

（6）若发现皮肤过敏，应立即停止熏蒸，并给予对症处理。

（7）应用熏蒸疗法，如无效或病情加重者，应停止熏蒸治疗，改用其他治疗方法。

（8）应用熏蒸疗法时除要按病辨证、选方用药外，对皮肤有刺激性、腐蚀性的药物不宜使用。方中若有作用峻猛或有毒性的药物，应根据病情，严格控制用量、用法。未提及可内服者，一律禁忌口服，并且防止误入口、眼、鼻中。

（9）以下人群不宜使用熏蒸疗法。

① 癫痫、急性炎症、急性传染病、腰椎结核、恶性肿瘤、心功能不全、慢性肺心病、严重高血压、心脏病、心绞痛、重度贫血、动脉硬化症、精神病、青光眼、有开放性创口等。

② 小儿及智能低下、年老体弱者。

③ 妇女妊娠及月经期间。

④ 过度饥饿、过度疲劳者。

**7. 贴敷疗法**

（1）在使用此法时要注意辨证或辨病治疗，一般而言，如果出现阴虚火旺、痰热、咯血以及皮肤过敏等情况，则不宜使用。

（2）贴敷前应对敷药部位进行清洁，以免造成感染。皮肤破损处禁用此法。

（3）贴敷疗法虽然相对安全，但对一些特殊患者，如患有严重高血压、心脏病者，要密切注意其敷药后的反应，如有不适感应及时中止治疗，并采取相应的处理措施。

（4）在使用此法时，某些刺激性药物（如紫皮蒜、芥子、鲜毛茛等），容易出现发疱等现象，多属正常反应（但要区别于变态反应），但要注意局部应避免感染。

（5）贴敷药物后，在敷药处出现热、凉、麻、痒、蚁行感或轻中度疼痛属于正常现象，一般无须处理，待达到所要求的贴敷时间后除去药物即可。如贴敷处有烧灼或针刺样剧痛，患者无法忍受，可提前揭去药物。

（6）对于变态反应，如红肿、皮疹、局部溃烂、过敏性休克等，轻度可将药物取下，间隔数日后即可重复应用；重者需停药。

（7）对于鲜品，在应用前最好要先去除杂质，清洗干净，以免有些药物上带有农药、化肥等其他物质，而带来不良反应。

（8）对于需要加工的药物，多数需要加工成细粉，这样可使药物中的有效成分尽可能地析出，以加强疗效。

（9）小儿皮肤娇嫩，不宜使用刺激性强的药物，用药时间不宜过长，加强护理，防止小儿将所敷药物抓脱。

（10）进行热敷时应把握好温度，以免烫伤皮肤。

（11）多数外敷药物有毒，不宜内服。

（12）治疗期间，应从季节、饮食、药物及起居等方面综合调养。夏季贴敷时间应相对缩短；慎用辛燥之品，以防伤阴；忌大量服用寒性之品，以防中阳受损，脾胃虚弱；慎食大量肥甘滋腻之品，以防内外湿热之邪合击人体；忌过量运动，以免汗出过多，致气阴两虚。

## 第二节　妇科常见疾病的外用药物治疗

### 一、疾病概述

妇科疾病通常是困扰女性健康的最大障碍。大多数女性对妇科疾病缺乏应有的认识，加之受封建思想的困扰，广大女性患病后，羞于启齿，不愿就医，延误了最佳治疗时机，导致病情恶化甚至引发肿瘤等，造成终身遗憾。当今社会因各种不良生活习惯及工作压力，女性患妇科疾病的概率逐年增加，妇科疾病正成为影响女性健康的高发性疾病，严重影响女性的工作和生活。

女性生殖系统包括内、外生殖器官及其相关组织及邻近器官。外生殖器官是指生殖器的外露部分，又称外阴，是生殖器官的门户，包括阴阜、大阴唇、小阴唇、阴蒂、阴道前庭、前庭大腺及处女膜等几部分。内生殖器官是指生殖器的内在部分，也是生殖器官的关键结构，包括阴道、子宫、输卵管和卵巢。通常把输卵管和卵巢统称为附件。

人体本身有着比较完善的生理防御功能，女性生殖系统也不例外。女性外阴及阴道为开放性器官，内有多种微生物寄存，但正常情况下，这些微生物共生于阴道内，并不会致病，即阴道内的生理防御功能。女性生殖器官的防御功能主要体现在两方面。

#### 1. 结构上的防御功能

在正常情况下，女性外阴两侧小阴唇互相合拢，可掩盖阴道外口，阴道前后壁互相紧贴，宫口呈关闭状态，且宫颈的黏液栓等均可防止外界的污染，有效阻挡病原体的入侵。但由于流产、分娩、月经期不注意卫生、妇科检查时消毒不严以及手术时损伤等，上述防御功能被破坏，使得病原体乘虚而入，引起妇科炎症。

#### 2. 生理上的防御功能

在卵巢雌激素的影响下，阴道上皮细胞内贮存大量糖原，在阴道乳酸杆菌的作用下，糖原被分解为乳酸，使阴道保持偏酸性（pH4.5 左右）的环境，而在此环境中，绝大多数细菌的生长与繁殖受到抑制，这种作用称为阴道自净作用。此外，子宫内膜的周期性脱落，对清除宫腔内感染亦有利。但由于外阴前与尿道毗邻，后与肛门邻近，易受污染，外阴与阴道又是经血排出、性交、分娩的必经之道，容易受到损伤及各种外界病原体的感染，随即引发妇科疾病。

### 二、疾病分型和药物治疗方式

#### 1. 疾病分类

根据妇科疾病发生部位，常见的妇科疾病有外阴白色病变、外阴瘙痒症、阴道炎、宫颈炎、盆腔炎等。

（1）外阴白色病变　系指女阴皮肤和黏膜组织发生变性及色素改变的一组慢性疾病。常表现为外阴皮肤及黏膜硬化性苔藓和鳞状增生，因病变部位皮肤和黏膜多呈白色，故又称其为外阴白色病变。本病有奇痒难忍，灼热疼痛，阴蒂、阴唇萎缩，甚则粘连、性交困难等症，是妇科常见的慢性疾病，主要因局部卫生不洁、劳累过度、房事不节、局部过度刺激等不良习惯导致。可发生在任何年龄，以中年妇女较为常见。本病以前称"外阴白斑"，并被视为癌前病变。随着研究的深入，临床实践的积累，该病被命名为外阴白色病变，并分为外阴鳞状上皮增生病变、外阴硬化性苔藓病变及两者混合型病变。

（2）外阴瘙痒症　外阴瘙痒是妇科疾病中较常见的类型之一，由多种原因引起。瘙痒的部位常在阴蒂、小阴唇、大阴唇、会阴及肛门周围。各年龄女性均有发生，瘙痒程度不一，严重者坐卧不安，影响日常生活和工作。常见类型有糖尿病阴痒、非特异性外阴炎瘙痒、黄疸或贫血阴痒、阴虱阴痒、药物过敏或化学品刺激阴痒等。

（3）阴道炎　阴道炎是指阴道受到病原体等的感染后，阴道黏膜产生不同程度的炎症，白带出现量、色、质以及气味等的异常。因各年龄阶段的女性均可患阴道炎，故阴道炎为女性生殖系统炎症中常见的类型之一。阴道炎临床上以带下增多，阴部瘙痒为主症。临床常见的阴道炎有细菌性阴道炎、滴虫性阴道炎及真菌性阴道炎。

（4）宫颈炎　宫颈充血、肥大、糜烂等症均称之为宫颈炎。其发病原因有很多，病原体感染、机械性损伤（分娩、流产、手术操作等）、化学药物的刺激以及物理射线的影响等，均可导致宫颈炎症及病变。本病是妇女最常见的疾病之一，约有50%的妇女患病，本病如果治疗不及时，可并发外阴炎、阴道炎、尿路感染等症。又因宫颈炎患者发生宫颈癌的概率远大于一般人，故临床应及时治疗。本病属中医的"带下病"范畴。宫颈炎分为急性宫颈炎和慢性宫颈炎两种。

（5）盆腔炎　盆腔炎是指女性内生殖器官（包括子宫、输卵管、卵巢）及其周围结缔组织、盆腔腹膜发生的炎症。本病往往日久不愈并可反复发作，可发病于一个部位或多个部位并发。本病在中医学中散见于"带下病""热入血室""腹痛""不孕"。按发病部位不同，可包括子宫炎（子宫内膜炎和子宫肌炎）、附件炎（输卵管炎和卵巢炎）、盆腔结缔组织炎（蜂窝织炎）及盆腔腹膜炎等，并常数种炎症并发。根据盆腔炎的病变发展过程，可将其分为急性和慢性两种。

### 2. 药物治疗方式

（1）外阴熏洗法　用药液趁热熏蒸或熏洗患部，先熏后洗，待药水温度适中后改为坐浴，适用于外阴、阴道及会阴部病变，起到局部清热消肿、止痛止痒，改善局部循环的作用。每日1剂，早晚各煎1次，每次熏洗坐浴约20min。注意勿烫伤，经期停用，妊娠期禁用。

（2）阴道冲洗法　用药液直接冲洗外阴、阴道，起到迅速清除菌虫的作用，适用于阴道炎、宫颈炎和阴式手术前的准备等。常用的药物有1/5000高锰酸钾液、1%乳酸溶液、3%碳酸氢钠溶液、中成药溶液或中药煎液。经期停用，妊娠期禁用。

（3）纳药法　将药物置于阴道穹窿内或子宫颈表面，起到止痒、清热、除湿、杀虫、拔毒、化腐生肌等作用。常用于各种阴道炎、子宫颈炎等。常用的剂型有片剂、粉剂、栓剂、膏剂、涂剂、胶囊剂等。纳药前先抹洗或冲洗阴道。若为涂剂、粉剂、膏剂及子宫颈局部上药均应由医务人员按操作规程进行，其余的可指导患者自行使用。经期停用，妊娠期禁用。

（4）贴敷法　将药物制成膏剂、散剂、糊剂等，直接贴敷于患处，起到解毒消肿、止痛或拔脓生肌等作用。常用于外阴肿痛、盆腔炎症等。经期停用，妊娠期禁用。

（5）热熨法　将药物加热后，趁热外敷患处，起到温通经络，改善血液循环的作用。常适用于外阴疖肿、慢性盆腔炎及寒性的妇科痛证等。注意勿烫伤，经期停用，妊娠期禁用。

（6）导肠法　将栓剂或油剂通过肛管注入直肠内，起到润肠通腑、清热除湿、活血解毒的作用。一般多用于盆腔炎等。孕妇忌用。

（7）保留灌肠　将药物浓煎至100～150mL，通过肛管注入直肠内（深约15cm），药物经过直肠黏膜吸收达到治疗目的。常用于盆腔炎、内生殖器良性肿瘤等。每日1次。药温38℃左右，在排空大便后进行，灌肠后药液须保留4h以上。经期停用，妊娠期禁用。

（8）腐蚀法　用药物腐蚀患部，使之腐去新生。可用于外阴赘生物，宫颈糜烂、肥大等。使用时根据患部面积、深浅程度采用不同剂型，按操作规程将药物置于病变处表面，使之紧贴患部。要特别注意勿将腐蚀药物与正常组织接触，以免发生溃疡、出血、疼痛等。经期停用，妊娠期禁用。

（9）宫腔注药法　将药物经导管注入宫腔及输卵管内，局部有较高的药物浓度，能改善局部血液循环，抗菌消炎，促进粘连松解及吸收，加压推注也具有钝性分离作用。可用于宫腔及输卵管粘连、阻塞造成的月经不调、痛经、不孕等。起到消炎、促使组织粘连松解和改善局部血液循环等作用。在月经干净3～7日进行，有阴道出血或急性炎症者禁用。

### 3. 外用中药治疗举例

（1）外阴白色病变

① 坐浴　清热解毒汤：狼毒9g，花椒9g，蛇床子9g，黄柏9g。煎汁，入少许白矾，坐浴温洗。

② 熏洗　止痒消斑熏洗剂：威灵仙20g，当归15g，赤芍15g，牡丹皮15g，鸡血藤15g，僵蚕15g，白鲜皮15g，黄柏15g，皂角刺15g，防风15g，白花蛇舌草15g，蝉蜕10g。加水3000mL，煎煮后去渣存汁。先熏后洗，每日2～3次，15天为1个疗程。

③ 敷贴　青马一四膏：青黛 30g，鲜马齿苋 120g。先将鲜马齿苋捣烂，入青黛加麻油和匀，外涂患处。

（2）外阴瘙痒症

① 纳药　a. 洁尔阴泡腾片：外用，置阴道深部，每晚 1 片或早晚各 1 片，7 日为 1 个疗程。b. 妇炎灵胶囊：外用，1 次 2 粒，1 日 1 次。于睡前洗净双手及阴部，取本品置阴道前后或左右侧穹窿中各 1 粒。

② 熏洗　龙蛇苦参汤：龙胆 30g，蛇床子 30g，苦参 30g，地肤子 30g，百部 30g，土茯苓 20g，白鲜皮 20g，黄柏 15g，紫花地丁 15g，天花粉 10g，白矾 10g。

用法：加水 3000mL，煎煮 2 次，各次备用。头煎液冲洗阴道（用冲洗器冲洗），二煎液熏洗后坐浴，每日早晚各 1 次，7 日为 1 个疗程，用药 1～3 个疗程。

③ 贴敷　康妇软膏：涂于洗净的外阴患处，一日 2～4 次。

（3）阴道炎

① 纳药　治糜康栓：每次 1 粒，隔一日 1 次，睡前清洗外阴部，将栓剂推入阴道深部，10 日为 1 个疗程。

② 冲洗　克痒舒洗液：阴道给药。将克痒舒洗液 33mL，用温开水 2 倍稀释放入 100mL 冲洗器内，直接冲洗阴道，冲洗后再用棉球蘸稀释药液塞入阴道深处，1 日 1 次，24h 取出，7 天为 1 个疗程。

③ 敷贴　黄连膏：黄连、黄柏、当归尾、片姜黄各 7.5g，生地黄 30g，香油适量，黄蜡 50g。以香油浸上药 2 天，文火熬枯去渣，再煎，入蜡成膏，涂于阴道壁。用药前清洁阴道，擦去分泌物，每日 1 次，10 次为 1 个疗程。

（4）宫颈炎（糜烂）

纳药　① 消糜栓　阴道用药。1 次 1 枚，1 日 1 次。

② 坤净栓　阴道给药。1 日 1 次，连用 5～7 日为 1 个疗程。

③ 保妇康栓　洗净外阴部，将栓剂塞入阴道深部，每晚 1 粒。

④ 妇宁栓　外用，洗净外阴部，将栓剂塞入阴道深部或在医生指导下用药。每晚 1 粒，重症早晚各 1 粒。

（5）盆腔炎

① 贴敷　透香开结散：透骨草 30g，艾叶 30g，香附 15g，当归 15g。共为细末，加适量食醋调匀，放入砂锅内炒热，用布袋将药包裹，热敷小腹肿块处。

② 保留灌肠　康宁汤：紫花地丁 50g，蒲公英 50g，败酱草 30g，白花蛇舌草 30g，苦参根 15g。共煎煮成 100mL 后，加防腐剂备用。每次取 50mL，加开水稀释到 1000mL，药温在 38℃左右，灌肠速度宜慢。每日 1 次，10 次为 1 个疗程。

③ 导肠　康妇消炎栓：直肠给药，一次 1 粒，一日 1～2 次。

## 三、常见外用药物用药指南

### 1. 中药熏洗

中药煎汤并趁热熏洗或坐浴患处的方法称为中药熏洗。古今应用较为普遍，使用方法也较为简便。将中药加水煮沸 30min 左右，待药液煎汤至 1000～2000mL，倒入盆内，备齐用物，根据熏洗部位安排体位，暴露熏洗部位于药液上方合适高度，进行熏蒸，待药液温度适宜时将阴部浸泡在药液中，注意保暖。熏洗完毕，清洁局部皮肤，清理用物。

注意事项：

（1）注意保温，室内应温暖避风，暴露部分尽可能加盖衣被。

（2）注意掌握药液温度，防止熏伤或烫伤皮肤。

（3）熏洗的容器应保持清洁，防止交叉感染。

（4）月经期及妊娠期禁用。

### 2. 阴道冲洗

配制药液 500mL 左右（中药煎剂需冷却至温度与体温接近），放入阴道冲洗器内，直接冲洗阴道，每日 1～2 次。

注意事项：

（1）治疗期间应避免性生活。

（2）注意内裤、浴具的清洁消毒。

（3）必要时其配偶要同时治疗，以免反复交叉感染而影响疗效。

（4）月经期停用，妊娠期慎用。

（5）若阴道有破溃，伴发热、腹痛者，亦不宜使用此法。

### 3. 阴道纳药（以栓剂为例）

阴道栓剂是治疗妇科炎症最常用的一类药，因其作用部位一般为女性阴道，故大都是应用一些独特器具送入，但如果阴道栓剂纳入方法不当，很有可能事倍功半，甚至造成病情加重。

应用阴道栓剂时先要清洗两手及外阴部，必要时用 1/8000～1/5000 的高锰酸钾水溶液清理外阴部。屈腿平卧，从包装中取下阴道栓剂，运用器具慢慢地、尽可能深地将栓剂送进阴道内，但不可因而造成不适感。将栓剂纳入阴道后慢慢抽出来器材。之后还需维持卧姿数分钟后，即可站起。

注意事项：

（1）栓剂如因高温软化变形，可以放入冷水或冰箱中数分钟后取出再用，不影响药效。

（2）在应用该药物剂型期内要留意维持外阴的环境卫生，应当常常换洗内裤、清洗外阴。

(3) 将药物纳入阴道时，要将手清洗干净，以免细菌进入，必要时戴上指套操作。并且注意把药塞得深一些，如果塞入过浅，不仅容易滑落出来，也会影响药效的发挥。

(4) 睡觉前应用，药品在阴道内的保存期可获得增加，实际效果可能会更好一些。

(5) 用药期间不宜过性生活，以免造成交叉感染。或性生活使用避孕套。

(6) 因栓剂的某些特性，可能引起小产等比较严重的状况，因而妊娠期妇女尽量少用该剂型。必要时请在医师的指导下慎重应用。

(7) 月经期间不宜使用栓剂，以免引起感染。

(8) 少数人在使用栓剂的最初一两天感到阴道内有轻微的不适，此时应坚持用药，这些感觉会随着症状的好转而减轻直至消失。

(9) 一般阴道纳药治疗多为久治不愈的慢性妇科疾病，如宫颈糜烂、滴虫或真菌性阴道炎等，一定按要求坚持不懈用药，不能中断。

### 4. 中药保留灌肠

中药保留灌肠法是将中药汤剂自肛门灌入，保留在直肠或结肠内，通过肠黏膜吸收，达到治疗疾病目的的一种方法。

首先将灌肠液去渣，温度适宜（38～40℃）。取左侧卧位，松开衣裤，将裤脱至大腿上二分之一处，膝屈曲。臀下用小枕垫高 10cm。取去渣中药灌液，倒入灌肠筒内。将灌肠筒挂在输液架上，携至患者床旁（液面离肛门 40～50cm）。弯盘置于臀缘，润滑肛门前端。排气，夹紧水夹。左手分开臀部，右手持肛管插入。稍停片刻固定。松止水夹。滴入通肠，调整滴数。询问患者对药液滴入的反应。药液滴完后，用止血钳夹紧肛管缓缓拔出，置弯盘内。分离肛管，用卫生纸轻轻按压肛门。嘱患者平卧 1h。

注意事项：

(1) 保留灌肠操作前，应先了解病变的部位，以便掌握灌肠的卧位和肛管插入的深度。

(2) 灌肠前，应嘱患者先排便。肛管要细，插入要深，压力要低，药量要少。

(3) 药液温度要适宜，一般 38～40℃。

(4) 灌肠筒要经清洁消毒处理，肛管可用一次性的，一人一用。

另外，以下患者不宜用该方法治疗：①儿童和老人；②肛门、直肠和结肠等手术或大便失禁、下消化道出血者；③妊娠期妇女等。

## 四、联合用药的注意事项

当妇科疾病相对较复杂时，单方外用中药往往不能满足所有证候，可以通过多种中药联合应用或中药与化学药物联合应用的方式达到治疗目的。

在治疗妇科炎症时，内服药联合外用药能够使治疗效果更为显著。可采用中成药外用联合中成药内服治疗，如金刚藤咀嚼片联合盆炎清栓治疗慢性盆腔炎，比单一使用盆炎清栓效果更为明显，并且安全可靠；亦可采用中成药外用联合西药内服治疗，如治糜康栓联合阿奇霉素分散片治疗慢性宫颈炎，具有较好的临床疗效，同时能够减轻炎症反应，提高免疫功能。

1. 阴道炎

（1）治疗原则

① 全身用药与局部用药相结合。

② 性伴侣应同时治疗。

③ 西医主要治疗药物为硝咪唑类，如甲硝唑、替硝唑、奥硝唑。

④ 中医除辨证论治外，还要辅以外治法，如用药物熏洗外阴、冲洗阴道。

（2）联合用药举例

组方 1：龙胆泻肝丸＋洁尔阴洗液＋甲硝唑栓

龙胆泻肝丸用于带下病肝经湿热证，辅以洁尔阴洗液清洗外阴、冲洗阴道，再用甲硝唑栓剂阴道深部上药，能够起到良好的效果。此法适用于口服甲硝唑有不良反应及有肝功能障碍的患者。

组方 2：知柏地黄丸＋洁尔阴泡腾片（洗液）

知柏地黄丸用于带下病肝肾阴虚证，辅以洁尔阴泡腾片疗效良好。

（3）注意事项

① 性伴侣应同时治疗，治疗期间禁止性生活。

② 甲硝唑的不良反应，以消化道反应最为常见，包括恶心、呕吐、食欲缺乏、腹部绞痛，一般不影响治疗；神经系统症状有头痛、眩晕，偶有感觉异常、肢体麻木、多发性神经炎等，大剂量可致抽搐。少数病例发生荨麻疹、潮红、瘙痒、膀胱炎、排尿困难、口中金属味及白细胞减少等，均属可逆性，停药后自行恢复。妊娠3个月内、乳母、血液病患者、器质性中枢神经系统疾病者禁用。服用甲硝唑期间及停药24h内禁止服用含乙醇的食物。

③ 妊娠期滴虫阴道炎可致胎膜早破、早产等。

④ 妊娠20周以前禁用口服甲硝唑，应以局部治疗为主。

⑤ 治疗期间，宜避免重复感染，内裤、毛巾宜煮沸10min。

⑥ 治疗后需随访至症状消失，症状持续存在者治疗后1周复查，初次治疗失败者可增加药量及疗程，仍可重复用甲硝唑0.2g，4次/天，连用7天。

⑦ 经治疗滴虫检查已转阴者，下次月经后仍应巩固一个疗程。

⑧ 每次月经后随访，复查白带，3次阴性方为治愈。

⑨ 保持外阴清洁，注意保护阴道，防止损伤，少用或不用对阴道有刺激的药物及冲洗。

⑩ 治疗期间忌食辛辣、油腻之品。

### 2. 宫颈炎

（1）治疗原则

① 对于急性宫颈炎，应针对病原菌治疗，特别是祛除病因，同时还应以全身治疗为主，现主张大剂量，避免治疗不彻底，遗留成慢性宫颈炎。而对于慢性宫颈炎西医以局部治疗为主。

② 中医内外同治而以外治为主，内治的原则是健脾益气除湿、温肾固涩止带；外治又有冲洗阴道及阴道栓塞；整体治疗与局部治疗相结合；辨证与辨病相结合。

（2）联合用药举例

组方 1：参苓白术散＋消糜栓

脾虚湿盛证可口服参苓白术散，辅以消糜栓阴道给药疗效更好。

组方 2：龙胆泻肝丸＋妇宁栓

湿热下注证可口服龙胆泻肝丸，辅以妇宁栓阴道给药疗效更好。

（3）注意事项

① 防止流产及产褥感染。

② 注意掌握人工流产、中期引产手术操作，正确处理分娩，防止宫颈损伤。

③ 产后、引产后发现宫颈裂伤时，宜及时修补。

④ 保持外阴清洁，及时治疗阴道炎。

⑤ 局部治疗，在创面未完全愈合时应禁止性生活、盆浴和阴道冲洗。

### 3. 盆腔炎

（1）治疗原则

① 对于急性盆腔炎，抗菌药物的选择配伍应采用联合用药，需兼顾需氧菌和厌氧菌，因急性盆腔炎常为混合感染。抗菌药物的应用应遵循足量、及时及足够疗程的原则，并注意毒性反应，否则可诱导细菌产生耐药，并可迁延为慢性盆腔炎。

② 对于慢性盆腔炎，以中药随证内服为主，兼以外治，酌情选用中药煎剂灌肠等多种治法。湿热瘀结，低热不退，带下黄稠量多，腹痛不宁，辅以抗生素，中西医结合治疗。

（2）联合用药举例

组方：康妇消炎栓＋宫炎康颗粒

康妇消炎栓能够清热解毒，利湿散结，杀虫止痒，而直肠给药局部药物浓度高，作用效果明显，而宫炎康颗粒具有活血化瘀、解毒消肿的作用，两者内外结合，效果显著。

（3）注意事项

① 注意经期、妊娠期及产褥期卫生。

② 妇科生殖道手术后做好护理，预防感染。

③ 增强体质，提高机体抵抗力，积极彻底治愈急性盆腔炎，防止转为慢性。

④ 急性期宜卧床休息，取半卧位。

⑤ 饮食宜含高热量易消化的半流质，保持大便通畅。

⑥ 慢性盆腔炎的治疗主要为活血化瘀、清热解毒，无须长期应用抗生素，仅在急性发作时应用。

#### 4. 妇科保健

（1）治疗原则　对症洗液＋对症栓剂＋外用消毒。

（2）联合用药　针对不同的妇科疾病分型正确选择对症的药物治疗。

（3）注意事项

① 养成良好的卫生习惯，每天清洗，避免使用有刺激性的肥皂和香皂。

② 穿宽松、棉质的内裤。

③ 阴道发痒时，尽量不要抓挠，以免抓伤皮肤和黏膜。

④ 避免内衣、内裤、袜子在一起洗。

⑤ 避免不洁性行为。

除以上注意事项外，还应注意妊娠期妇女、哺乳期妇女、经期妇女、有相关过敏史妇女、老人及儿童等需在医生指导下治疗。

## 第三节　骨科常见疾病的外用药物治疗

### 一、疾病概述

骨骼在人体内起到支撑身体、保护内脏、完成运动和参与代谢等作用，是人体中不可缺少的器官。人体是由不同骨骼通过关节、韧带等联系成的一个整体。特别是脊柱，它像“柱子”支撑着人体。没有骨骼，人类就不可能站立和行走。骨骼在支撑人体的同时，还保护着体内的各种脏器。没有骨骼的保护，外来的冲击、打击可使内脏受损伤的机会大为增加。骨骼在肌肉、肌腱、韧带和其他软组织的共同作用下，完成其运动功能，从而大大提高了人类生存的能力。骨骼参与人体内新陈代谢过程和方式常不为人们所认识，实际上，骨骼与全身代谢过程的关系是十分密切的。骨骼中的骨髓是造血组织；骨质中含有大量的钙、磷及其他物质是体内矿物质代谢的“参与者”和“调节者”。正是由于骨骼与机体的密切联系和相互影响，当身体其他器官、组织出现异常或病态时，必然会影响骨骼。骨质疏松和骨质增生现象常是身体各器官变化在骨骼上的反映；骨髓炎和骨结核亦是骨骼上特殊炎症的表现。

骨科学是医学的一个专业或学科，专门研究骨骼肌肉系统的解剖、生理与病理，运用药物、手术及物理方法保持和发展这一系统的正常形态与功能，以及治疗这一系统的伤病。随着时代和社会的变更，骨科伤病有了明显的变化，例如，骨关节结核、骨髓炎、小儿麻痹等疾病明显减少，交通事故引起的创伤明显增多，人口的老化，老年性骨质疏松引起的骨折、骨科学关节病增多，环境因素的影响，骨肿瘤、类风湿关节炎相应增多等。

中医认为，骨科疾病病因比较复杂，往往是内外因素综合的结果。中医认为骨科疾病的发生发展与气血筋骨、脏腑经络等有密切关系。对骨科疾病的治疗中医强调应以辨证论治为基础，贯彻动静结合、筋骨并重、内外兼治、医疗措施与患者的主观能动性密切配合的原则。其中内治法是通过服药使局部与整体得以兼治的一种方法，可按患者的具体情况采用先攻后补、攻补兼施或先补后攻等法。外治法是对骨科病的局部治疗法，其在治疗中占有重要位置，方法有外用药物、手法等，可根据病情选择运用，中医学的外治法有许多独到之处，常能起到理想的疗效。

## 二、疾病分型和药物治疗方式

### 1. 疾病分类

骨科疾病包括很多种，目前最常见的骨科病有骨折、脱位、伤筋、化脓性骨髓炎、肌筋膜炎、类风湿关节炎等。

（1）骨折　系指骨的完整性或连续性中断。常见于脆骨病、佝偻病、骨软化症、甲状旁腺功能亢进症、骨髓炎、骨囊肿、骨肿瘤以及转移性肿瘤侵犯骨骼等，遭受轻微外力即可导致骨折，亦称病理性骨折。骨折的发生，还与年龄、健康状况、解剖部位、结构、受伤姿势、骨骼是否有病变等内在因素有关。如骨质的疏松和致密部交接处，静止段和活动段交接处是损伤的好发部位。同一形式的致伤暴力，因年龄不同而伤情各异。例如，同是跌倒时手掌撑地致伤，暴力沿肢体向上传导，老年人因肝肾不足，筋骨脆弱，易在骨质较疏松的桡骨下端、肱骨外髁颈处发生骨折；儿童则因骨膜较厚，骨骼中的胶质较多而易发生桡尺骨青枝骨折，或骨未闭而发生骺离骨折。不同的致伤暴力亦可有相同的受伤机制，例如，屈曲型脊柱压缩骨折可因从高处坠下，足跟着地时由于身体前屈而引起，亦可因建筑物倒塌，重物自头压下或击中背部而发生，但两者都具备同一内在因素，即脊柱处于屈曲位。因此，致伤外力是外因，而受伤机制则是外因和内因的综合作用。

（2）脱位　凡构成关节的骨端关节面脱离正常的对位关系，引起关节功能障碍者，称为脱位。失去一部分正常的对合关系者称为半脱位。肩、肘、髋、颞颌关节脱位及小儿桡骨头半脱位最为多见。脱位分为外伤性与病理性两大类。外伤性脱位是由明显的直接暴力或间接暴力引起，临床表现典型，发病突然，疼痛剧烈，一般无寒热表现。病理性脱位，先感受外邪，表现为高热、寒热往来等全身症状，继发肢体畸形。或轻度外伤后，即出现发热、肿胀、头痛等症状，继发肢体畸形，如髋关节结核伴脱位。亦有先天肝肾不足，体质虚弱，肝肾虚损，筋弛而脱位。还有先天性因素所致的，如先天性小儿髋关节脱位。

（3）伤筋　系指各种暴力或慢性劳损等原因所造成的皮肤、皮下组织、筋膜、肌肉、肌腱、韧带、关节囊、关节软骨盘、椎间盘、腱鞘、神经和血管等软组织的损伤。急性损伤多由撞击、挤压，或跌仆，或强度扭转、牵拉等造成，致使受伤的软组织撕裂或断裂，形成血肿，出现肢体局部肿胀、疼痛和功能障碍。慢性损伤多由急性损伤失治、误治或累积性外力所引起，导致受累组织的水肿、增生、变性等改变。软组织损伤的发病还与体质、年龄、职业等诸多内在因素有关。中医学认为损伤后易为风寒湿邪侵袭，出现肢体酸痛麻木、肌肉萎缩或关节僵硬等临床症状。

（4）肌筋膜炎　发生于筋膜、肌肉、韧带、肌腱等软组织的无菌性炎症性疾病。属中医“痹证”“肌痹”范畴，多见于肩背部及腰背部。其病理本质是以背肌筋膜纤维组织炎为特征的局部无菌性炎症，具有病程缠绵，易反复发作的特点。该病好发于中年女性，以产妇及伏案工作者多见。随着电脑的普及、现代生活节奏的加快及工作方式的转变，背肌筋膜炎的发病率越来越高。它是引起颈腰痛的主要疾患之一，约占颈腰痛门诊患者的10%，严重影响着人们的生活质量。

（5）类风湿关节炎　以关节和关节周围性非感染性炎症为主要表现的全身性自身免疫病，主要侵犯关节、滑膜。主要病理改变为滑膜炎症，终导致关节强直、功能丧失。其次可侵犯心、肺、肾、动脉、神经、眼等脏器，我国发病率约为0.3%，个别地区发病率可达4%。任何年龄均可发病，以25～35岁常见，女性发病率高于男性，约为3.5∶1。绝经期为发病高峰。

## 2. 药物治疗方式

（1）贴敷法　是将药物研为细末，并与各种不同的液体调制成糊状制剂，贴敷于一定的穴位或患部，起到消瘀退肿、舒筋活血、温经通络、生肌拔毒等功效的方法。常用于治疗骨折、扭挫伤筋、损伤日久、复感风寒湿邪等。常用的剂型有药膏、膏药、药散。

（2）搽擦法　依据病情选药物，然后把药物研成细末，因患者部位及皮损不同，可把药与水、酒精、植物油、动物油或矿物油调成洗剂、酊剂、油剂、软膏等不同剂型外涂患处。具有活血止痛、舒筋活络、追风祛寒的作用，常用于治疗跌打损伤、荨麻疹、坐骨神经痛等。

（3）湿敷法　古称“溻渍”“洗伤”等。即用净帛或新棉蘸药水渍洗患处，现在临床上常把药物制成水溶液，供创口或感染伤口湿敷洗涤用。一般每1～2h换1次即可，如渗液不多，可4～5h换1次。常用的有2%～12%黄柏溶液、蒲公英鲜药煎汁、野菊花煎汁等。

（4）熏洗法　古称“淋拓”“淋渫”。将药物置于锅或盆中加水煮沸后，先用热气熏蒸患处，待药液温度适当时，用药水浸洗患处。冬季熏洗时可在患肢上加盖毛巾或棉垫，以使热力持久。熏洗的同时，可进行患肢的功能活动，以加强熏洗的效果。药液温度太低时，可适当加温，每次熏洗时间15～30min，每日2～3次。该法具有温通气血、散寒除湿、舒筋活络等功用。适用于关节强直拘挛、酸痛麻木或损伤日久夹风湿者，多用于四肢。

（5）热熨法　是一种借助物理热疗促进药物吸收的局部治疗方法。适用于腰背部及躯干等不便熏洗的部位。该法具有温经散寒、活血祛瘀、行气止痛、通经活络的作用。多用于风寒湿痹、陈旧损伤以及脘腹胀痛、尿潴留等病症。

### 3. 外用中药治疗举例

（1）骨折

① 初期　以活血化瘀、消肿止痛类的药膏为主，如活血止痛膏等。焮红热痛时可外敷金黄散等。

② 中期　以续筋接骨类药膏为主，如接骨续筋药膏、活血接骨散等。

③ 后期　因骨已接续，可用舒筋活络类膏药外贴，如万应膏、跌打膏、伤科膏、温通散等。

骨折后期若折断在关节附近者，为防止关节强直、筋脉拘挛，可外用熏洗、熨药及伤药水揉擦，配合练功活动，达到活血散瘀、舒筋活络、迅速恢复功能的目的。可选的外用药，如万灵五香膏、冯了性风湿跌打药酒等。

（2）脱位

① 初期（1～2周）　应以活血化瘀为主，佐以行气止痛，可选用活血止痛汤、云南白药等，外用药则可选用活血散、消肿止痛膏等。

② 中期（2～3周）　应以和营生新、接骨续筋为主。内服可选用壮筋养血汤等，外用药可选用接骨续筋药膏、舒筋活络药膏等。

③ 后期（3周以后）　应补养气血、补益肝肾、强壮筋骨。内服可选用补肾壮筋汤等，外用药可选用麝香舒活搽剂等。

（3）伤筋

伤筋初、中期宜消瘀退肿、理气止痛，常用药膏有消瘀定痛膏等。

伤筋后期及慢性伤筋，疼痛持续不愈，活动功能欠利者，以活血止痛为主，用万灵膏等；若患处苍白不温，肌筋肿硬拘挛，可用熏洗方煎汤熏洗患肢，有温经止痛、滑利关节的作用，常用的熏洗方有活血散瘀汤、八仙逍遥汤等。

（4）肌筋膜炎

① 风寒痹阻主症：颈、腰背疼痛板滞，舌淡、苔白，脉弦紧。选用独活寄生汤，用以祛风散寒除湿。

② 血瘀气滞主症：晨起项、腰背僵硬疼痛，痛有定处。舌质紫暗、苔薄，脉弦涩。选用身痛逐瘀汤，用以行气活血、破积散瘀。

（5）类风湿关节炎　可采用麝香壮骨膏、伤湿止痛膏等外用贴敷，或罗浮山风湿膏药、通络骨质宁膏、狗皮膏等膏药烊化后温贴。

## 三、常见外用药物用药指南

### 1. 贴敷药

常用的有药膏、膏药、药散。

（1）药膏　将药物碾成细末，然后选用蜂蜜、白糖、香油、酒、醋、水、鲜药调和均匀如厚糊状，按损伤部位的大小摊在相应的棉垫或桑皮纸上敷于患处。为减少药物对皮肤的刺激和换药时容易取下，可在药上加一张极薄的棉纸。

注意事项：

① 换药的时间可根据病情的变化、肿胀消退的程度、天气的冷热决定，一般是2～4天换药一次，后期患者亦可酌情延长。生肌拔毒长肉类药物应根据创面情况，每隔1～2天换药一次，以免脓水浸淫皮肤。

② 药膏一般应随调随用。凡用水、酒、鲜药汁调敷药时，因其易蒸发，所以应勤换药。用饴糖调敷的药膏，室温下药膏容易发酵，梅雨季节易发霉，故一般一次不宜调料太多。

③ 少数患者因外敷药膏后过敏而产生接触性皮炎，皮肤奇痒或有丘疹水疱出现时，应注意及早停药，并给予脱敏药物外搽。

（2）膏药　古称薄贴，是中医外用药中的一种特殊剂型。其是将药物碾成细末，配合香油、黄丹或蜂蜡等基质炼制而成。常见的膏药种类如橡皮膏药、黑膏药等。

注意事项：

① 骨伤科膏药的配伍多数由较多的药物组成，有的专攻一证，有的照顾全面，适应多种疾患。

② 膏药遇温则烊化而具有黏性，能粘贴在患处，应用方便，药效持久。使用时将膏药烘烤烊化后趁热贴于患处，但须注意温度适宜，以免烫伤皮肤，一般3～5天换药一次。

③ 一般多用于肢体筋伤、骨折后期或患有筋骨痹痛者，对于新伤初期肿胀不明显者，亦可应用；用于创面溃疡者，一般常在创面上另加药粉，如生肌散等。

④ 对含有丹类药粉的膏药，由于X线不能穿透，所以X线检查时宜取下。

（3）药散　又称掺药。将药物碾成极细的粉末，可直接掺于伤口上或加在药膏或膏药上使用。根据临床需要常配制成止血收口类（骨折挫伤散）、生肌长肉类（生肌散）等。

### 2. 搽擦药

一般分为酒剂、油膏与油剂。

（1）酒剂　指外用药酒或外用伤药水，是用药与白酒、醋浸制而成，一般酒醋之比为8∶2，也有单用酒或乙醇溶液浸泡。常用的有祛风活血酒、中华跌打酒等，具有活血止痛、舒筋活络、追风祛寒作用。

（2）油膏与油剂　用香油把药物熬煎去渣后制成油剂，也可加黄蜡收膏而成油膏，具有温经通络、消散瘀血的作用。适用于关节筋络寒湿冷痛等证，也可在手法及练功前后作局部搽擦。常用的有正红花油、跌打万花油等。

### 3. 熏洗药

古称淋拓、淋渫、淋洗与淋浴，是将药物置于锅或盆中加热煮沸后，先用热气熏蒸患处，候水温稍减后用药水浸洗患处的一种方法。冬季：可在患肢上加盖棉垫，使热能持久，每日 2 次，每次 15～30min。

注意事项：

（1）伤处红肿热痛者不用。

（2）熏洗时防止烫伤患处。

（3）熏洗后伤部注意保暖，并适当结合练功。

### 4. 热熨药

热熨药是一种借助物理热疗促进药物吸收的局部治疗方法。适用于腰背部及躯干等不便熏洗的部位。常分为熨药、坎离砂和简便热熨药三种。

（1）熨药　将药物用白酒或醋浸透后，分置于两个布袋中扎口入锅内，用蒸气加热（10～20min）后熨患处。两药袋交替使用，每次 30～60min，每日 2～3 次。

（2）坎离砂　用生铁砂加热后与醋水煎成的药汁搅拌后制成。临床应用时，将坎离砂倒入治疗碗内，加醋少许和匀后装入布袋，数分钟后自行发热，即可热熨患处。

（3）简便热熨　民间常用粗盐、米糠、麸皮、吴茱萸等炒热后装入布袋中热熨患处，简便有效。

注意事项：

① 热证、实证、局部无知觉者禁用。

② 热熨前局部可涂层薄油脂保护皮肤。坎离砂温度过高时，在砂袋下加布垫，并注意病员的感觉反应，避免烫伤。

③ 随时观察皮肤有无潮红、水疱；烫伤，应立即停止热熨，局部涂以治疗烫伤的药物。

## 四、联合用药的注意事项

有些骨科疾病相对比较复杂，单一的外用中药往往不能满足所有证候，所以可以通过多种中药联合应用或中药与化学药物联合应用的方式达到治疗目的。

### 1. 骨折

（1）治疗原则

① 早期补气血、活血化瘀、通络消肿。

② 中期和营生新、接骨续筋。

③ 后期补益肝肾、强健筋骨。

④ 中医除辨证论治外，还要辅以外治法，如药熏药浴、针灸、体疗牵引等。

（2）联合用药举例

组方 1：愈伤灵胶囊（内服）+祛伤消肿酊（外用）

内服愈伤灵胶囊，配合外用祛伤消肿酊，共同起到活血化瘀、消肿止痛的功效，适用于新病骨折初期。

组方 2：续骨活血汤（内服）+红药贴膏（外用）

续骨活血汤功效为续骨活血、祛瘀止痛，外用红药贴膏，共同治疗骨折、骨碎及筋断、筋裂等严重筋骨损伤证之中期。

组方 3：仙灵骨葆胶囊（内服）+通络骨质宁膏（外用）

骨折后期，因骨已接续，治宜壮筋骨、养气血、补肝肾，故内服仙灵骨葆胶囊，配合通络骨质宁膏外用疗效更佳。

（3）注意事项

① 孕妇禁用。月经期及哺乳期妇女禁用。

② 忌食生冷、油腻食物。

③ 儿童、年老体弱者应在医师指导下用药。

④ 高血压病、心脏病、肝病、糖尿病、肾病等慢性病严重者应在医师指导下用药。

⑤ 用药 3 天症状无缓解，应去医院就诊。

⑥ 对本品过敏者禁用，过敏体质者慎用。

### 2. 脱位

（1）治疗原则

① 脱位早期，正确、无损伤的手法复位效果优良，日后可完全恢复活动功能。若是延误了时间或手法不得当，往往治疗效果较差。

② 手法整复脱位后，还需合理固定，主动锻炼和药物治疗。以达到最大限度恢复关节功能，预防习惯性脱位之目的。

③ 关节脱位时，关节周围的筋肉都有不同程度的损伤。脱位的内外用药，首先必须活血化瘀，然后和营生新，并根据伤筋或伤骨的具体情况，给予续筋或接骨治疗。

④ 脱位中、后期，可施以按摩，使局部气血通畅，减轻或松解软组织粘连。也可选用 TDP 照射等治疗方法。

（2）联合用药举例

组方 1：和营止痛汤（内服）+正骨水（外用）

气血留滞证可服用和营止痛汤，局部疼痛瘀肿较剧者，辅以正骨水外用疗效更好。

组方 2：活血止痛汤（内服）＋骨质宁搽剂（外用）

瘀血阻络证可服用活血止痛汤，外用骨质宁搽剂，共同起到活血化瘀、消肿止痛的功效。

（3）注意事项

① 孕妇禁用。月经期及哺乳期妇女禁用。

② 忌食生冷、油腻食物。

③ 儿童、年老体弱者应在医师指导下用药。

④ 高血压病、心脏病、肝病、糖尿病、肾病等慢性病严重者应在医师指导下用药。

⑤ 用药 3 天症状无缓解，应去医院就诊。

### 3. 伤筋

（1）治疗原则

① 对于伤筋，西医主要采用消炎、止痛、对症、支持治疗。对于急性软组织损伤应伤肢制动休息、冰敷及抬高患肢。

② 西医的药物治疗，主要采取非甾体抗炎药以及糖皮质激素的局部应用。

③ 内服中药配合局部封闭治疗、口服消炎止痛药配合外敷中药、局部中药外敷、局部理疗等互相配合，能取得更好疗效。

（2）联合用药举例

组方 1：桃红四物汤（内服）＋云南白药气雾剂（外用）

筋伤早期，慢性劳损急性发作前，选用桃红四物汤配合云南白药气雾剂，共同起到活血化瘀、消肿止痛的功效。

组方 2：补阳还五汤（内服）＋腰肾膏（外用）

选用补阳还五汤，起到补气活血、祛风通络之功，外用腰肾膏，适用于肿痛消退之筋伤中期。

组方 3：独活寄生丸（内服）＋罗浮山风湿膏药（外用）

筋伤后期，慢性劳损临床缓解期，选用独活寄生丸益气补血、祛风除湿，配合罗浮山风湿膏药，针对损伤日久，复感风寒湿邪者，疗效更佳。

（3）注意事项

① 伤筋修复的时间是 4～6 周，故患处不可以负重，不可以受力太多。

② 上肢的软组织损伤，是严禁患者提拎重物的，下肢软组织损伤一定要严格卧床休息，不可以负重，不可以活动。

③ 如果是踝关节的扭伤，膝关节的软组织损伤，有时也会有韧带或者半月板的损伤。这个时候需要严格的制动，严禁患者下地负重。

④ 可以带护踝、护膝保护软组织，在软组织损伤期间一定要避免着凉，注意患处的保暖。

除以上注意事项外，还应注意妊娠期妇女、哺乳期妇女、老人及儿童、肝肾功能不全者、有相关过敏史人群等需在医生指导下用药。

## 第四节　泌尿男科常见疾病的外用药物治疗

### 一、疾病概述

泌尿系统疾病有很多种，泌尿系统各器官（肾脏、输尿管、膀胱、尿道）都可发生疾病，并波及整个系统。泌尿系统的疾病既可由身体其他系统病变引起，又可影响其他系统甚至全身。其主要表现在泌尿系统本身，如排尿改变、尿的改变、肿块、疼痛等，但亦可表现在其他方面，如高血压、水肿、贫血等。泌尿系统疾病的性质多数和其他系统疾病类似，包括先天性畸形、感染、免疫机制、遗传、损伤、肿瘤等；但又有其特有的疾病，如肾小球肾炎、尿石症、肾衰竭等。在泌尿科临床中，必须时刻联系全身状况来考虑问题。泌尿系统感染这里指尿道和膀胱感染，尿液从膀胱通到体外去的通道叫作尿道，尿道和膀胱两者紧密相连，尿道感染常会上行引发膀胱炎症。前列腺增生和前列腺炎是男性前列腺的常见疾病。前列腺增生，是男性老年患者的常见疾病之一。随着年龄的增加，男性或多或少都有前列腺增生的现象发生。泌尿系统肿瘤是发生于泌尿系统任意部位的肿瘤，包括肾、肾盂、输尿管、膀胱、尿道的肿瘤。

西医治疗泌尿系统疾病的主要方法，一是病因治疗；二是抑制免疫反应治疗；三是对症治疗如利尿、降压、纠正水电解质紊乱及酸碱平衡紊乱，以及控制感染等；四是透析疗法及肾移植等。中医治疗泌尿系统疾病的特点是因人分型辨证，如根据肾病综合征的临床表现可分为脾肾气虚、水气内结证，肝肾阴虚、湿热水气证，肝阳上亢证，气阴两虚、瘀热水气证，肺肾痰瘀、寒湿水气证，心肾阳虚等。治疗方法可采用益气、温阳、滋阴、清热、利湿、化瘀、化痰等。只有研究疾病共性中的个性，认清疾病某一阶段的病变本质，才能更好地选方用药，达到最佳治疗效果。

泌尿系统疾病是常见病、多发病，亦是临床难治之病。西药对泌尿系统疾病的治疗，控制症状虽然比较快，但远期疗效没有中药明显，又因西药不良反应比较大，所以，若能运用中医辨证，合理地选方用药，并根据患者的病情给予中西药结合治疗，既能弥补西药之不足，又能提高治疗效果。

### 二、疾病分型和药物治疗方式

#### 1. 疾病分类

泌尿男科疾病包括很多种，目前最常见的泌尿男科疾病有阳痿、尿路结石、前列腺增生症等。

(1) 阳痿 指男子在有性欲和性兴奋的状态下，阴茎不能勃起，或勃起不坚，或坚而不久，以致不能插入阴道完成正常性交的一种病症。可分为原发性阳痿与继发性阳痿两类。原发性阳痿是指阴茎从无勃起进入阴道性交者；继发性阳痿是指曾有过正常的勃起和性交，后来发生阳痿者。通常按照病因，又将阳痿分为功能性和器质性两类。功能性阳痿是指非器质性原因所致大脑皮质对性兴奋的抑制作用加强和脊髓勃起中枢兴奋性减退所致的阳痿；器质性阳痿是指因神经、血管、内分泌、泌尿系统、生殖系统等组织器官的器质性病变所致的阳痿。本病发病年龄多在20～40岁。临床上主要以临房阴茎不能正常勃起，或勃起不坚，或坚而不久为基本特征。近年来，随着人们对本病认识逐步提高和医疗诊治技术的多样化，发病率有逐年增长的趋势，特别是器质性阳痿的发病率也较以往增加，而成为男科目前最常见的疾病之一。结合本病临床表现，一般将本病归类于中医“筋痿”“阴萎”“阴器不用”“阳痿”等范畴，为男科难治之病证。

(2) 尿路结石 一种常见病和多发病，是指肾脏、输尿管、膀胱及尿道内发生的结石，本病是一种人体病理矿化性疾病。本病有明显的地区性，我国南方发病率高于北方，其发生与地理、气候、水源、遗传等生活习惯有关，始发于20～60岁男性。临床表现可有典型的肾绞痛或腰部钝痛，或为疼痛向腹股沟和睾丸或阴唇放射，伴有血尿、脓尿，或恶心、呕吐、腹胀的表现，甚至可出现急性梗阻性少尿、无尿。中医学将本病归属于“淋证”“腰痛”“尿血”等范畴。

(3) 前列腺增生症 由于前列腺组织良性增生压迫后尿道所产生的一系列症状，即称为前列腺增生症，又称前列腺肥大。本病多发生于年龄50岁以上的男子。临床上以尿频、排尿困难、甚至发生尿潴留等为基本特征。近年来，随着对本病症认识的逐步提高和诊断技术不断改进，发病率有明显上升趋势，目前已成为老年男性的常见疾病之一。结合本病临床表现，通常将其归属于中医“癃闭”范畴。属男科难治之病证。

### 2. 药物治疗方式

(1) 熏洗法 即将药水煎后滤去渣，倒入罐中或大杯中，将患处放于罐口或杯口熏，然后再用药水洗患处。此法借助药力与热力达到治疗目的。热力有助于药物渗透。熏洗法在男科疾病中常用，大部分疾病都可使用该法。该法作用直接，多有开发腠理、消肿、促进血液循环的作用。使用的药物因不同的男科疾病而异。在该法中洗是主要的，熏是次要的。如治疗龟头包皮炎，药液温度不能过高，以免加重炎症反应。常用清热解毒燥湿药物来熏洗，如苦参、黄柏、黄连、土茯苓、金银花、蛇蜕、明矾、冰片等。

(2) 坐浴 坐浴是将药物用1500～2000mL以上水煎煮，将此药液放入大盆中坐浴，通常坐浴20～30min。这是男科病的一种重要辅助疗法。有时亦单独用此法治疗。其药液的温度以皮肤能忍受为度。坐浴的治疗机制是通过药物的渗透达到治疗作用。该法常用于治疗阳痿、前列腺增生症、慢性前列腺炎、阴囊湿疹、鞘膜积液、尖锐湿疣等症。其选药系根据病变性质而定，如慢性前列腺炎坐浴选用野菊花、大黄、乳香、红花等；阴囊湿疹选用土茯苓、苦参、黄柏等；前列腺增生症坐浴常选用红花、毛冬青；阳痿常选用蛇床子、川芎、细辛等。但用量较内服药大。

（3）脐疗　运用各种药物或非药物疗法（如灸）直接作用于脐来治疗男性疾病的方法，叫脐疗。脐即神阙穴，为任脉穴，与肾气相通。因男科许多疾病都与肝肾有关，所以脐疗在男科病中亦常用。脐疗在男科病中主要用于阳痿、性欲淡漠、遗精、早泄、阴茎异常勃起症、慢性前列腺炎、前列腺增生症等。脐疗的方法很多，但有三种基本方法，加热源，或药物上加热源，或直接用药物作用于脐上。脐疗多有温阳散寒、理气通络的作用。所用的药物多是温热辛散之品，如附子、肉桂、桂枝、艾叶、硫黄、生姜、大葱、胡椒、小茴、人工麝香、吴茱萸等。如用露蜂房、白芷各 10g，二药烘干发脆，共研细末，醋调成面团状，临睡前敷脐上，外用纱布盖上，橡皮膏固定，每日一次，或间日一次，连续 3～5 次治疗早泄。

（4）直肠灌注　即将药液灌注于直肠，通过直肠黏膜吸收药物，达到治疗男科疾病的方法。该法常用于治疗前列腺增生、慢性前列腺炎、阳痿、性欲淡漠、阳强、早泄等症。如治疗早泄，用当归 20g、王不留行 50g、延胡索（元胡）25g、赤芍 25g、木香 10g、牡丹皮 15g、淫羊藿（仙灵脾）30g、枸杞子 50g、仙茅 20g、桑螵蛸 30g、生牡蛎 50g、生龙骨 50g、生芡实 50g，加水适量，水煎 2 遍，每遍滤出药液各 100mL，混合后用纱布过滤，用 100mL 注射器抽药液 100mL，接上导尿管，前端蘸润滑剂，插入肛门 5～8cm，将药液注入直肠，注药后嘱患者收缩肛门 30 次，胸膝卧位 15～30min，每日 2 次；治疗前列腺炎，用生栀子、白芷各 120g，以水 1500mL 煎煮，去渣过滤沉淀后取上清液备用，每次取药液 50mL，加温至 40～50℃灌入直肠。

（5）肛门栓塞　即将药研成粉，制成药栓或成糊状，塞入肛门中，以达到治疗目的的一种方法。该法在治疗中主要用于治疗慢性前列腺炎、前列腺增生、阳痿。其作用机制系药物渗透吸收（通过直肠黏膜）达到治疗直肠附近男科疾病的目的。但应注意避免用有腐蚀作用的药物。

### 3. 外用中药治疗举例

（1）阳痿

① 肾阳不足　主症：阳事不举，或举而不坚，精薄清冷；伴神疲倦怠，形寒肢冷，阴部冷凉，面色无华，头晕耳鸣，腰膝酸软，小便清长。舌淡胖，苔薄白，脉沉细。选用右归丸、益肾灵颗粒、强龙益肾胶囊、蚕蛾公补片等，用于温肾壮阳。

② 肝郁不舒　主症：阳事不兴，或举而不坚；伴心情抑郁，胸胁胀满，善太息。舌苔薄白，脉弦。选用逍遥丸、疏肝益阳胶囊等，用以疏肝解郁。

③ 惊恐伤肾　主症：阳痿不振，伴心悸易惊，胆怯多疑，夜多噩梦，常有被

惊吓史。舌苔薄白，脉弦细。选用补肾安神口服液，用以益肾宁神。

④ 心脾两虚　主症：阳事不举，伴心悸，失眠多梦，神疲乏力，面色无华，食少纳呆，腹胀便溏，舌苔薄白，脉细弱。选用人参归脾丸、刺五加脑灵液等，用以补益心脾。

(2) 尿路结石

① 湿热蕴结　主症：腰痛如折，腹痛引阴如割，小便混浊、刺痛、短涩而有余沥，尿色黄赤，或尿中夹有细碎砂石排出。或尿频尿急，少腹坠胀，排尿不畅，舌质红，苔黄腻，脉滑数或弦数。选用八正散、结石通胶囊等，用以清热利湿、通淋排石。

② 气结瘀滞　主症：腰腹胀痛、刺痛，时有小腹胀痛，小便滴沥，甚至排出困难，尿有血块，脓尿，劳则尤甚，舌质暗红或有瘀血斑，苔薄，脉弦紧或沉涩或缓涩。选用沉香散合血府逐瘀汤，用以行气化瘀、排石通淋。

③ 脾肾亏虚　主症：石淋日久，腰冷酸痛，倦怠乏力，食欲不振，脘腹胀闷，便溏，小便欲出不尽或小便不禁，舌质淡，边有齿痕，苍白，脉沉细无力，尺脉细弱。选用济生肾气丸，用以健脾补肾、温阳溶石。

(3) 前列腺增生

① 膀胱湿热　主症：小便点滴不通或量极少而短赤灼热，小腹胀满，口苦口黏，口渴不欲饮，大便不畅，舌质红，苔黄腻，脉数。选用八正合剂、清淋颗粒等，用以清热利湿、通利小便。

② 湿热瘀阻　主症：小便点滴而下，或尿细如线，甚则阻塞不通，烦躁口苦，舌质紫暗或有瘀点，舌苔黄腻，脉涩。选用癃清片、前列通瘀胶囊、癃闭舒胶囊、前列通片等，用以行瘀散结、通利水道。

③ 肾阳衰惫　主症：小便不通或点滴不爽，排尿无力，面色㿠白，神气怯弱，畏寒肢冷，腰膝冷而酸软无力，舌淡胖，苔薄白，脉沉细或弱。选用济生肾气丸、金匮肾气丸、腰肾膏等，用以温补肾阳、化气行水。

## 三、常见外用药物用药指南

### 1. 熏洗药

利用中药煎煮后的药液先熏后洗患处皮肤的一种中医外治方法。此疗法是借助药力和热力，通过皮肤、黏膜，促使腠理疏通、脉络调和、气血流畅，从而达到治疗疾病的目的。

注意事项：

(1) 患有高血压病、心脑血管疾病、一些大病初愈人士及老年患者要谨慎使用。

(2) 若是炎症或过敏性疾病，水温不宜太高，与体温相近即可，其他疾病则药水温度以能忍耐为度。

（3）一般熏洗药液的温度在50～70℃就可以了，而熏洗的时间一般不超过30min为宜，如果有心脏病或高血压病等病症的患者，遵循医嘱来定熏洗的时间。

（4）在饭前或饭后半小时不宜进行熏洗。

（5）熏洗过程中，不可久坐或猛站，防止出现晕厥情况。

### 2. 坐浴药

坐浴药是一些用中药熬成的药液，或者是气体。患者坐在这些药液里面浸泡，药物通过皮肤进入身体，从而达到治疗的效果。

注意事项：

（1）坐浴前注意排空二便。

（2）水温最好保持在40℃左右，不宜过高也不宜太低，以能耐受为宜。

（3）男士不应长时间坐浴，坐浴时间不要超过30min。

（4）患者如有伤口，需使用无菌干净坐浴盆及药水溶液，坐浴后按时换药，处理好伤口。

（5）药水坐浴时如患者有不适症状，如出现脉搏加快、头晕等症状时，应立即停止药水坐浴。

### 3. 脐疗用药

把药物直接敷贴或用艾灸、热敷等方法施治于患者脐部，激发经络之气，疏通气血，调理脏腑，用以预防和治疗疾病的一种外治疗法。

注意事项：

（1）治疗前先用75%乙醇棉球对脐及周围皮肤常规消毒，以免发生感染，皮肤有破损者，最好不要使用脐疗方法。

（2）取仰卧位，充分显露脐部，用药后外敷纱布或胶布贴紧，也可用宽布带固定，覆盖于脐部，或将药直接放入布袋内，以防药物脱落。

（3）脐部皮肤娇嫩，如药物刺激性较强，或隔药灸脐次数较多时，宜在用药或治疗前先在脐部涂一层凡士林。

（4）由于脐疗药物吸收较快，故用药开始几天个别患者（尤其用走窜或寒凉药时）会出现腹部不适或隐痛感，一般几天后可自行消失。

（5）用药后宜用消毒纱布、蜡纸、宽布带盖脐，外以胶布或伤湿止痛膏固封，个别患者会对胶布等过敏，可暂停用药，外涂氟轻松软膏，待脱敏后继续。

（6）本法宜在室内进行，注意保暖，以免患者受凉，体虚者、老年人、小儿尤应注意。

### 4. 直肠灌注给药

将药液灌注于直肠，通过直肠黏膜吸收药物，达到治疗疾病的方法。

注意事项：

（1）重度脱水、电解质紊乱及严重腹泻者禁用。

（2）肛门、直肠、结肠术后患者慎用。

（3）消化道出血、急腹症（疑有肠坏死或穿孔）及心功能衰竭、心律失常患者慎用。

（4）过敏药物、血管活性药物、抗心律失常药物、刺激性较大的药物慎用。

（5）过敏体质者慎用。

## 四、联合用药的注意事项

有些泌尿男科疾病相对比较复杂，单一的外用中药往往不能满足所有证候，所以可以通过多种中药联合应用或中药与化学药物联合应用的方式达到治疗目的。

### 1. 阳痿

（1）治疗原则

① 宣传性知识，正确引导患者。

② 阳痿病患者大多数为功能性的，故多数有精神心理障碍病史，因此保持心情舒畅、稳定情绪、缓解紧张情绪是十分必要的。

③ 夫妻间的和谐、相互关心体谅对阳痿的治疗十分关键。

④ 注意房事卫生、选择适宜的房事环境和时间。

⑤ 戒除手淫恶习、锻炼身体、增强体质、注意劳逸结合。

（2）联合用药举例

① 组方 1：右归丸＋药物熏洗疗法

内服右归丸，温补肾阳，填精止遗，用于治疗阳痿肾阳不足证，外用药物熏洗法，蛇床子 30g，淫羊藿、仙茅各 20g，菟丝子、威灵仙、巴戟天、地龙各 15g。煎取药汁，先熏外生殖器，待药液温度适宜后坐浴 15～20min，效果更佳。

② 组方 2：人参归脾丸＋热敷疗法

内服人参归脾丸，益气补血，健脾养心，用于治疗阳痿心脾两虚证，配合热敷疗法，用葱白带须 3～5 根，洗净后捣烂，加入肉桂末 5g，炒热后用薄白棉布包好，热敷关元、中极，每日 1 次，效果更佳。

③ 组方 3：补肾安神口服液＋脐疗法

服用补肾安神口服液，补肾，宁心，安神，用于治疗阳痿惊恐伤肾证，配合脐疗法，用小茴香、炮姜各 5g，研细末，加食盐少许，用少许人乳（亦可用蜂蜜或鸡蛋清）调和；敷于脐，外用胶布贴紧，5～7 天后弃去，效果更佳。

（3）注意事项

① 有些暂时性的不勃起或者偶尔出现不勃起的情况，这种情况多和心理因素、环境变化的影响有关；一般是暂时性的，适度调节即可恢复，不能按照阳痿来治疗。而临床中遇到这种误治的现象很多，因此而伤及性功能，导致真性阳痿。

② 临床中一些男性并非阳痿，只是由于硬度相对不够，一些医生就给予阳痿的“罪名”，并给施以各种治疗，反而伤及正常的性功能；硬度不够和多种因素有关，如与性强度、性频率、精神状况、前列腺炎、前列腺增生症等疾病有关，不一定是阳痿，如果按照阳痿治之，不但不能解决根本问题，而且损伤正常的性功能。

③ 有直接关系，如尿道炎、包皮包茎、包皮炎等，应该重视对这些疾病的防治，以免最后影响到性功能，导致早泄、阳痿发生。

④ 在平时或者当有偶尔早泄等性功能不佳时，不要随便用壮阳补肾制品，由于这种制品成分不明确，有些含有激素等化学成分，如果使用不当，将使病情更加严重。如长期使用，正常人也可能出现性功能障碍。

### 2. 尿路结石

（1）治疗原则

① 对症治疗，尿路结石急性发作应给予止痛药哌替啶（杜冷丁）配合解痉药物。

② 体外震波碎石术，至今结石用此法治疗者占 97%。

③ 腔内泌尿外科治疗，包括经皮取石、输尿管镜取石以及膀胱取石等。

（2）联合用药举例

① 组方 1：震波碎石＋排石汤

患者经震波碎石后，配合使用排石汤内服，可有效治疗泌尿系统结石。

② 组方 2：排石汤＋艾灸疗法

内服排石汤，起到清热利湿，通淋排石的作用，外用艾灸，取膀胱俞、肾俞、志室、水道、三阴交、三焦俞为主，配以太冲、归来、气海、足三里等穴，每日施灸 1～2 次，可有效治疗尿路结石。

（3）注意事项

① 震波碎石治疗两次间隔一周时间，不能连续体外碎石治疗，因为有可能导致肾脏出血、肾衰竭。

② 当输尿管结石合并上尿路感染时不适合体外碎石治疗，因为有可能感染扩散，导致感染性休克。

③ 当有上段结石和末端结石共同存在时，应当先碎末端结石，再碎上段结石。

④ 体外碎石治疗 3 次，结石没有移位的需要行输尿管镜手术治疗。

⑤ 多饮水是预防肾结石的重要措施之一。

⑥ 注意调节饮食，切忌饮酒过度，过食肥甘。

### 3. 前列腺增生

（1）治疗原则

① 当患者因前列腺增生致急性尿潴留就诊时，可先行导尿术，保留尿管 1 周

左右拔除。急性尿潴留患者在不能插入导尿管时，采用粗针头耻骨上膀胱穿刺的方法，吸出尿液，可暂时缓解患者痛苦。应间歇缓慢放出尿液，避免快速排空膀胱，内压骤然降低而引起膀胱内大量出血。

② 前列腺增生致慢性尿潴留常继发上尿路扩张、肾积水、肾功能损害，应先行膀胱尿液引流，恢复肾功能后进一步治疗。

③ 前列腺增生常出现前列腺出血，出现大出血可致膀胱血块填塞，需急诊手术治疗。

④ 前列腺增生常因残余尿量过多引起泌尿系感染，需在引流尿液的情况下行抗感染治疗。

⑤ 老年男性出现膀胱结石多由前列腺增生引起的排尿梗阻所致，需同时治疗。

⑥ 轻度梗阻或不能耐受手术的患者，应采用药物治疗。

（2）联合用药举例

① 组方 1：济生肾气丸＋腰肾膏（外用）

内服济生肾气丸，温肾化气、利水消肿，外用腰肾膏，温肾助阳、强筋壮骨、祛风止痛，共同治疗肾阳衰惫证。

② 组方 2：癃闭舒胶囊＋药物熏洗疗法

内服癃闭舒胶囊，起到益肾活血、清热通淋的作用，用于湿热瘀阻证，配合药物熏洗，芒硝、益母草、天花粉、生葱各 30g，大黄、白芷、艾叶、车前草各 10g，水煎取药汁，熏洗阴部，每日 2～3 次，效果更佳。

（3）注意事项

① 饮食上以清淡为主，不要吃辛辣刺激的食物。

② 需要戒烟、戒酒，酒精也属于刺激性饮品。

③ 不要经常在办公室久坐，会造局部血液不能正常流通。

④ 注意防寒保暖，受凉会导致血液循环方面出现异常，严重时会导致前列腺出现充血的情况，引发小便困难。

⑤ 每天用温水冲洗患部，防止出现细菌感染等。

⑥ 小便不能长时间憋着，要及时排尿，憋尿会导致前列腺出现水肿的情况。

## 第五节　皮肤常见疾病的外用药物治疗

### 一、疾病概述

发生于人体皮肤、黏膜及皮肤附属器的疾病统称为皮肤病。皮肤病的病种很多，目前可以命名的具有不同临床特点的多达 2000 余种，常见病有 200 余种。皮肤病的病因复杂，但归纳起来不外乎内因、外因两类。外因主要是六淫（特别是风、湿、热)、虫、毒等；内因主要是七情内伤、饮食劳倦和肝肾亏损。其病机主要为气血失和、脏腑失调、邪毒结聚而致生风、生湿、化燥、致虚、致瘀、化热、伤阴等。

按照临床表现来分，皮肤病的性质主要分为急性、慢性两大类，急性者大多为实证，慢性者以虚证为主。最常见的症状是瘙痒，其次是疼痛，此外尚有灼热、麻木、蚁行感等。皮肤病的客观体征，以表现在患部的皮肤损害最具诊断意义。皮肤损害（简称皮损），也称皮疹，分为原发性和继发性两大类，但有时两者不能截然分开。

中医治疗皮肤病主张“治外必本诸内”，局部与整体并重。治疗方法分内治、外治两大类，在临床应用时必须根据患者的体质情况及不同的致病因素和皮损形态，然后拟定内治和外治的法则。

## 二、疾病分型和药物治疗方式

### 1. 疾病分类

根据疾病的临床特点，皮肤科常见的疾病有荨麻疹、湿疹、痤疮、银屑病、白癜风、带状疱疹、黄褐斑、脱发等。

（1）荨麻疹　中医称“瘾疹”“风疹块”，是一种皮肤出现风团，时隐时现的瘙痒性、过敏性皮肤病。其临床特点是皮肤上出现风团，色红或白，形态各一，发无定处，骤起骤退，退后不留痕迹，自觉瘙痒。中医认为瘾疹发病主要是由于素体禀赋不耐，外加六淫之邪的侵袭；或饮食不节、肠胃湿热；或平素体弱、气血不足，卫外不固所致。临床按病程常将瘾疹分为急性和慢性，病程在 6 周以上者属于慢性。根据瘾疹的致病因素和病程，中医一般分为风热证、风寒证、肠胃湿热证、毒热炽盛证和气血亏虚证 5 个证型进行治疗。

（2）痤疮　痤疮是一种常见的毛囊皮脂腺的慢性炎症性皮肤病，属中医肺风粉刺范畴。痤疮是临床常见病，病程慢性，部分患者可遗留瘢痕，对其身心健康造成较大影响，中医药治疗对控制病情、减少复发和改善伴随全身症状、提高生活质量有确切疗效，初发者多由肺经风热、湿热内蕴，肺胃热邪上熏头面而致，久者痰瘀互结而出现结节、囊肿甚至瘢痕。近年来，由于生活节奏加快，压力增大，肝郁证型也日益多见。

（3）寻常型银屑病　银屑病是一种常见的慢性复发性炎症性皮肤病，典型皮损为鳞屑性红斑。本病病程较长，病情易反复，缠绵难愈，给患者的身心健康带来严重的不良影响。银屑病临床分 4 种类型，包括寻常型、红皮病型、脓疱型和关节病型，其中以寻常型最常见，占全部患者的 97%以上。

（4）带状疱疹　带状疱疹是一种由水痘-带状疱疹病毒引起的，以沿单侧周围神经分布的红斑、水疱，并常伴明显的神经痛为特征的病毒性皮肤病，是皮肤科的常见疾病。中医学称本病为“蛇串疮”“缠腰火丹”或“火带疮”等，近年来，中医药治疗带状疱疹呈现出方法多样的特点，无论是内服汤药、外治疗法、针灸治疗或是电针围刺、刺络拔罐等均各具特色。

（5）黄褐斑　黄褐斑为一种面部局限性对称色素沉着性皮肤病，多见于中青年女性，易诊难治。其主要表现为额、眉、颊、上唇等处出现局限性淡褐色或褐色斑片，境界清楚，呈对称性分布。本病属于中医学“黧黑斑”“黑皯”“面尘”的范畴。中医认为黄褐斑发病总由气机不畅，腠理受风，忧思抑郁，肝脾肾功能失调所致。病机为肝郁气滞，气滞血瘀，脾胃虚弱，肝肾不足。

### 2. 药物治疗方式

（1）贴敷法　又称外敷法、涂抹法，是将药物研为细末，并与各种不同的液体调制成膏剂、散剂、糊剂等，贴敷于一定的穴位或患部，以治疗疾病的方法，起到解毒消肿、止痛或拔脓生肌等作用。

（2）中药熏蒸　中药熏蒸是借用热力和中药药物熏蒸患处的一种外治疗法。本疗法以中药蒸气为载体，辅以温度、湿度的持续作用，能够促进局部血液及淋巴循环，缓解肌纤维紧张及痉挛，达到疏通经络、消炎止痛的目的，可用于体癣湿疮、虫咬皮炎、湿疹皮炎、银屑病等。

（3）中药药浴　中药药浴是指采用中药煎煮液浸泡洗浴全身或局部皮肤来治疗疾病的一种方法。通过温热的中药药液泡洗，一方面可起到湿润肌肤、开宣腠理、疏通经络的作用，另一方面可使毛孔打开，舒张毛细血管，使血流加速，促进血液循环，药物能更好地被吸收，从而发挥药物本身的功效。中药泡洗可起到解肌退热、活血化瘀、清热燥湿、疏经通络等作用。

（4）中药湿热敷技术　中药湿热敷技术，是将纱布或毛巾，用煎煮的温热的中药药液浸透，敷于患处来治疗疾病的一种方法。其通过热敷与中草药的有机结合，发挥药物和热疗的双重作用，能促进血液循环和新陈代谢，扩张毛细血管和毛孔，使药液更易透入肌肤发挥作用。湿热敷具有温热肌肤、行气活血、舒筋通络、消肿止痛、促进皮肤愈合等作用。

（5）中药冷敷技术　中药冷敷技术是将按一定处方配伍的中草药洗剂、散剂、酊剂冷敷于患处的治疗方法。该技术可使中药透皮吸收后发挥药效。同时，应用低温刺激皮肤冷感受器引起血管收缩，降低血管通透性，减少出血及渗出，从而达到降温、止痛、止血、消肿、减轻炎性渗出的功效。

## 三、常见外用药物用药指南

### 1. 荨麻疹

（1）中药熏洗　瘙痒明显，无胸闷气憋者适用。风团红，瘙痒明显者，选用马齿苋、白鲜皮等解毒止痒中药熏洗；风团色淡白，皮肤干燥者，选用当归、茯苓、白术等健脾养血中药熏洗，每日 1 次。

（2）中药保留灌肠　对于因饮食不慎而诱发者，采取苦参、黄柏等中药保留灌肠以泄浊解毒，每日1次。

（3）外搽　可选用具有祛风止痒作用的中药溶液、软膏外搽。如炉甘石洗剂、丹皮酚软膏、紫草膏等。

### 2. 痤疮

（1）面膜疗法　①适于皮损以炎性丘疹、脓疱为主的。可用大黄15g、黄柏15g、黄芩15g、黄连10g、青黛6g，打粉后放入医用熟石膏粉150g中，温水调成糊状，均匀涂于面部20min，每周2次，1个月为1个疗程。②颠倒散（大黄、硫黄等量，研细末），用水或蜂蜜调成稀糊状，涂于皮损处，30min后清水洗净，每晚1次。用于炎性丘疹、脓疱、结节、囊肿皮损，起到破瘀活血、清热散结的作用。

（2）熏蒸疗法　适于皮损以粉刺、丘疹、脓疱为主，部分伴有结节囊肿。鱼腥草、白花蛇舌草、茵陈、虎杖各15g，连翘、黄芩各9g，焦栀子6g，生大黄3g，牡丹皮6g，生甘草5g。水煎，取药液200mL与600mL热水共置于中药熏蒸仪，患者取仰卧位，调整蒸气喷口与皮肤之间的距离为30～40cm，以患者感觉不烫为适宜，每次1剂，每次15min，每天1次，7天为1个疗程。

（3）中药湿敷　马齿苋、紫花地丁、黄柏等水煎，湿敷，每日2次，每次20min，用于炎性丘疹、脓疱皮损，起到清热解毒、减轻炎症的作用。

（4）涂擦法　积雪苷霜软膏：抑制瘢痕。适应证：痤疮后瘢痕及红斑。外涂，每日2～3次。偶有用药局部瘙痒和刺激反应。

### 3. 寻常型银屑病

（1）中药药浴　中药药浴法可用于各个证型，尤其以血燥证和血瘀证最为适宜，但血热证如果热毒过盛导致皮疹鲜红或进展较快时，则不宜应用药浴法。中药药浴选药的原则应以避免过敏和药物刺激为要。推荐药浴方：丹参、当归、赤芍、地肤子、蛇床子、白鲜皮、苦参各30g，用于血燥证。

### 4. 带状疱疹

（1）初起用二味拔毒散调浓茶水外涂；或外敷玉露膏；或外搽双柏散、三黄洗剂、清凉乳剂（麻油加饱和石灰水上清液充分搅拌成乳状），每日3次；或鲜马齿苋、野菊花叶、玉簪花叶捣烂外敷。

（2）水疱破后用黄连膏、四黄膏或青黛膏外涂，有坏死者用九一丹或海浮散换药。

（3）若水疱不破或水疱较大者，可用三棱针或消毒针刺破，吸尽疱液或使疱液流出，以减轻胀痛不适感。

### 5. 湿疹

（1）软膏剂 冰黄肤乐软膏，用于湿疹湿热浸淫或血热风燥证，药膏涂抹于皮损处，每天 3 次。

（2）洗剂

① 复方黄柏涂剂 适用于急性湿疹湿热浸淫证者。浸泡纱布条外敷于患处，用量一般 10～20mL，每日 1 次。

② 甘霖洗剂 适用于湿热浸淫证者。取本品适量，稀释 20 倍，外搽患处，一日 3 次。

（3）搽剂 儿肤康搽剂，每次取本品 30mL，涂搽患处，轻揉 2min，用温水冲洗干净，一日 2 次；也可用本品适量涂抹全身，保持 2～3min，然后用温水清洗；或用本品 200mL，加 5 倍温水稀释后，反复洗涤全身。用于儿童亚急性湿疹，皮损潮红、瘙痒，有少量渗液者。

（4）中药泡洗 白鲜皮 15g，黄柏 10g，地肤子 10g，苦参 12g，防风 6g，生地榆 10g，蛇床子 10g，加水 2000mL，浸泡 20min 后煎汁 1000mL，兑温水 1000mL，待水温合适后，洗浴全身皮疹处 20min，如果皮疹仅限于头面部或四肢，可用干净纱布或棉布蘸药汁敷于皮损处，每日 1～2 次，用 3～7 天。适用于湿热浸淫证。如皮肤干燥，有鳞屑，属于血虚风燥证，上方可以去掉白鲜皮、苦参，加生薏苡仁 30g、牡丹皮 10g，并注意皮肤滋润保湿。

## 四、联合用药的注意事项

在治疗皮肤病时，中药西药并用，内服药外用药联用能够使治疗效果更为显著。可采用中成药外用联合中成药内服治疗，同时能够减轻炎症反应，提高免疫功能。

### 1. 荨麻疹

（1）治疗原则

① 全身用药与局部用药相结合。

② 停用一切可疑致敏药物，临床以清热利湿解毒为主。重症宜中西医结合治疗。

③ 西医主要治疗药物：急性荨麻疹治疗上首选第二代非镇静抗组胺药，包括西替利嗪、左西替利嗪、氯雷他定、阿伐斯汀等。在明确并祛除病因以及口服抗组胺药不能有效控制症状时，可选择糖皮质激素如泼尼松。慢性荨麻疹一线治疗也首选第二代非镇静抗组胺药。

④ 中医药除辨证论治外，可辅以外治法，如用药物熏洗、外搽、敷贴等。

（2）联合用药举例

组方 1：防风通圣丸（颗粒、散）＋氯雷他定片＋炉甘石洗剂防风通圣丸用于肠胃实热型荨麻疹，氯雷他定片缓解瘙痒症状，辅以炉甘石洗剂外用，中西结合，内外并用能够起到良好的治疗效果。

组方 2：玉屏风散＋丹皮酚软膏

玉屏风散用于气虚肌表不固的荨麻疹，辅以丹皮酚软膏疗效良好。

（3）注意事项

① 禁用或禁食某些对机体致敏的药物或食物，避免接触致敏物品，积极防治某些肠道寄生虫病。

② 忌食鱼腥虾蟹、辛辣、葱、酒等。

③ 注意气温变化，自我调摄寒温，加强体育锻炼。

### 2. 痤疮

（1）治疗原则

① 以皮疹辨证结合整体辨证，中医内、外治结合为原则。

② 外用药物治疗是痤疮的基础治疗，轻度及轻中度痤疮以外用药物治疗为主，中重度及重度痤疮在系统治疗的同时辅以外用药物治疗。

③ 注意不同的年龄阶段其辨证有所侧重。青春期痤疮，多从肺、胃论治；女性青春期后痤疮患者，多从肝、肾论治；久治不愈者，多存在本虚标实，应注意补泻兼施。在辨证施治基础上联合合适的外治方法可以加快皮疹消退，减少后遗瘢痕的形成。

④ 西药：外用维 A 酸类药物可作为轻度痤疮的单独一线用药；异维 A 酸、阿达帕林和他扎罗汀；炎性痤疮首选外用抗菌药物可选过氧化苯甲酰。

（2）联合用药举例

组方：西黄胶囊（丸）＋中药面膜＋阿达帕林凝胶＋过氧化苯甲酰凝胶

西黄胶囊解毒散结、消肿止痛。适用于痰瘀结聚证及热毒壅盛证痤疮，尤其适用于皮疹以结节、囊肿为主伴疼痛者，辅以中药面膜及西药外用疗效更好。

（3）注意事项

① 经常用温水、硫黄皂洗脸，皮脂较多时可每日洗 2～4 次。

② 忌食辛辣刺激性食物，如辣椒、酒类；少食油腻、甜食；多食新鲜蔬菜、水果；保持大便通畅。

③ 不要滥用化妆品，有些粉质化妆品会堵塞毛孔，造成皮脂淤积而成粉刺。

### 3. 寻常型银屑病

（1）治疗原则

① 中药随证内服为主，进行期多以清热凉血解毒为基本治则，静止期多以养血滋阴润燥或活血化瘀、解毒通络为基本治则。寻常型银屑病较少伴发内脏及系统损害，且有一定的自限性，治疗应以安全、不良反应少为基本原则，以迅速控制病情，减缓皮疹发展，减轻瘙痒、脱屑等不适，促进皮疹消退，延长复发周期为目的。

② 兼以外治，寻常型进行期皮损宜用温和之剂；寻常型静止期、消退期皮损可用内服煎剂的药渣煎水，待温洗浴浸泡患处，亦可采用中药药浴熏洗疗法。

(2) 联合用药举例

组方 1：复方青黛胶囊（丸）/消银胶囊＋他扎罗汀凝胶

复方青黛胶囊（丸）口服，清热解毒化瘀、祛风止痒，主要适用于血热证。消银胶囊清热凉血、养血润燥、祛风止痒。适用于血热风燥型和血虚风燥型白疕，他扎罗汀凝胶具有抗炎改善过度角化的作用，三者内外结合，皮损显著减轻。

组方 2：郁金银屑片＋中药药浴（丹参、当归、赤芍、地肤子、蛇床子、白鲜皮、苦参各 30g，用于血燥证）＋中效或强效糖皮质激素（泼尼松或倍他米松）

郁金银屑片口服能疏通气血，软坚消积，清热解毒。用于银屑病气血瘀滞证，主要适用于缓解期。中药药浴法可用于各个证型，尤其以血燥证和血瘀证最为适宜，但血热证如果热毒过盛导致皮疹鲜红或进展较快时，则不宜应用药浴法。

而糖皮质激素具有抗炎，改善过度角化的作用，三者内外结合，标本兼治，皮损可显著减轻。

(3) 注意事项

① 预防感染和外伤。在秋冬及冬春季节交替之时，要特别注意预防感冒、咽炎、扁桃体炎。对反复发作的扁桃体炎合并扁桃体肿大者，可考虑手术摘除。

② 忌食辛辣腥膻发物，戒烟酒，多食新鲜蔬菜和水果。

③ 避免过度紧张劳累，生活要有规律，保持情绪稳定。

④ 急性期不宜用刺激性强的药物，忌热水洗浴。

除以上注意事项外，还应注意以下特殊人群需在医生指导下治疗：①妊娠期、哺乳期妇女；②老人及儿童；③皮肤疾病伴有肝肾功能不全患者。

## 第六节　儿科常见疾病的外用药物治疗

### 一、疾病概述

小儿疾病多发于呼吸系统、消化系统及皮肤，如感冒、咳嗽、腹泻、食积、荨麻疹、湿疹等。这与小儿本身的基本生理特点有关，大致概括为“稚阴稚阳之体”“脏腑娇嫩、形气未充、生机蓬勃、发育迅速”。比如脏腑娇嫩是指小儿五脏六腑的形和气皆不足，但其中又以肺、脾、肾三脏不足表现尤为突出。首先，肺主一身之气，小儿肺脏未充，主气及主卫外功能未健，肌肤薄弱，卫外不固，尤其是换季时节气候骤变、家长护理不当或因积食，极易被外邪侵袭，而多发感冒。其次，小儿脾胃薄弱，运化未健，因脾胃为后天之本，气血生化之源，小儿生长发育迅速需水谷精微的充养，若稍有饮食不节，饥饱不宜，则损伤脾胃运化功能而生病，可见食积、腹泻、湿疹、荨麻疹、咳嗽等，正如李东垣在《脾胃论》中所云“内伤脾胃，百病由生”。

## 二、疾病分型和药物治疗方式

### 1. 疾病分类

（1）感冒　小儿感冒是感受四时不正之气而引起的外感疾病。症状轻者，俗称“伤风”。症状重而具有较强传染性者，称为“时行感冒”（流感）。本病一年四季均可发生，以冬春季为多，任何年龄都可发生。临床以发热、鼻塞流涕、头痛、咽痒、咳嗽为主要症状。此外，小儿时期有许多传染病的早期，常表现出感冒样的症状，一定要加以鉴别，以免误诊。

临床根据感受邪气的不同可分为风寒感冒、风热感冒、暑湿感冒，还应区别挟痰、挟滞、挟惊等兼夹证的不同。

（2）急性支气管炎　急性支气管炎是儿童时期常见的呼吸道疾病，婴幼儿多见。属于中医“咳嗽”范畴，咳嗽的病变部位在肺，常涉及脾，病机为肺失宣肃，肺气上逆。肺为娇脏，其性清宣肃降，上连咽喉，开窍于鼻，外合皮毛，主一身之气，司呼吸，外邪从口鼻或皮毛而入，邪侵于肺，肺气不宣，清肃失职而发生咳嗽。小儿脾常不足，脾虚生痰，上贮于肺，或咳嗽日久不愈，耗伤正气，可转为内伤咳嗽。咳嗽治疗应分清外感、内伤。外感咳嗽以疏散外邪、宣通肺气为基本法则，根据寒、热证候不同治以散寒宣肺、解热宣肺。外感咳嗽一般邪气盛而正气未虚，治疗时不宜过早使用滋腻、收涩、镇咳之药，以免留邪。内伤咳嗽应辨别病位、病性，随证施治。

（3）口炎　口炎是指口腔黏膜由于各种感染引起的炎症，多见于婴幼儿，可单独发生，亦可继发于全身疾病，如急性感染、腹泻、营养不良、久病体弱和B族维生素、维生素C缺乏等。疱疹好发于唇红部、口周皮肤和口腔黏膜，呈散在或成丛的小水疱，周围有红晕。初起时发痒，继而有疼痛感，水疱很快破溃，形成浅溃疡。牙龈红肿充血，触之易出血。除由真菌感染所致的鹅口疮外，单纯疱疹病毒Ⅰ型感染引起的疱疹性口炎最为多见。

口炎属于中医儿科学“口疮”的范畴，其病因主要为外感风热及心脾积热，病位在心、脾、胃。脾开窍于口，心开窍于舌，胃经络齿龈，若风热之邪外感由口鼻侵入，内乘于脾胃，风热夹毒上攻，可见口腔黏膜破溃；或失于调护，喂养不当，恣食肥甘厚味，蕴而生热；或喜食煎炒炙烤，内火偏盛，邪热积于心脾，循经上炎发为口疮。本病多属热证，故治疗原则以清热为主。

（4）小儿泄泻　小儿腹泻或称腹泻病，是以大便次数增多，粪质稀薄或如水样为特征的一种小儿常见病。是由多病原、多因素引起的疾病，发于婴幼儿者称婴幼儿腹泻。临床常根据病程长短，分为急性腹泻、迁延性腹泻、慢性腹泻。本病以2岁以下的小儿最为多见。虽一年四季均可发生，但以夏秋季节发病率为高，秋冬季节发生的泄泻，容易引起流行。小儿泄泻发生的原因，有外因和内因之分。外因责之于感受湿邪，或兼风、寒、暑、热等邪而为病；内因责之于伤于乳食或脾胃虚弱。其主要病变在脾胃，病机关键为脾胃受损，失于运化，升降失司，水谷不分，混杂而下。中医治疗以运脾化湿为基本原则。

轻者治疗得当，预后良好。重者泻下过度，易见气阴两伤，甚至阴竭阳脱。久泻迁延不愈者，则易转为疳证或出现慢惊风。在世界范围内，每年有 20 万人因腹泻需要住院治疗；每年有 400 万儿童死于腹泻，故 WHO 把腹泻病的控制列为全球性战略。在我国，由于儿童营养状况及医疗条件的改善，本病死亡率已明显下降，但其发病率仍然较高，尤其在条件较差的地区。因此，腹泻病是我国重点防治的疾病之一。

（5）湿疹　婴儿湿疹是小儿常见的皮肤病之一，又称为遗传过敏性皮炎、异位性皮炎，是一种慢性、复发性、炎症性皮肤病。多于婴幼儿时期发病，并迁延至儿童和成人期。皮疹多见于两颊、前额及头皮，以后可蔓延至颌、颈、肩、臂，甚至皮疹可以扩大到躯干、四肢。皮疹形态不一，从红斑、丘疹、疱疹以致渗液、糜烂、结痂和脱屑，多对称分布，瘙痒并反复发作，可导致皮肤发糙、脱屑，抚摩孩子皮肤如同触摸在砂纸上一样。遇热、遇湿都可使湿疹加重。本病多见于 1 个月到 1 岁以内婴儿，一般 2～3 岁逐渐减轻而自愈。病患本人或家族中常有明显的“特应性”，主要是对食入物、吸入物或接触物不耐受或过敏所致。

中医称为“奶癣”，认为本病多由禀赋不耐，脾胃运化失职，内有胎火湿热，外受风湿热邪，两者蕴阻肌肤所致。中医治疗以祛风除湿为基本法则，湿热重者清热除湿，脾虚则健脾养血，热重者兼以清热解毒。轻症多以外治为主。

### 2. 药物治疗方式

儿科疾病的中医药治疗一般以内服药为主，但小儿疾病发展迅速，有“易虚易实，发展迅速”的特点，采用传统汤药须要临时煎制，往往缓不济急；即使中成药也存在味道较浓烈、量较大，小儿难以接受，导致喂药困难，药物浪费难以达到预期疗效。

小儿皮肤嫩薄，皮肤给药较易吸收，脐敷、足贴、囟贴及中药药浴、足浴均具优势，而诸如肺炎、支气管炎等可以考虑直肠给药，咽喉炎、鼻炎可以结合中药雾化等，厌食、积滞、反复呼吸道感染等可以首选推拿、香囊药袋、药物肚兜等，脑瘫可以选择针刺、推拿、药浴等。具体应用时，除根据病证选择适合的外治方法，还要结合患儿的年龄，考虑其依从性，如病情需要，还可内外合治。外治法可以选择一种或多种，一般以不超过两种为宜。

（1）穴位贴敷疗法　穴位贴敷疗法是以中医理论为基础，以整体观念和辨证论治为原则，以经络学说为理论依据，根据治疗需要将各种不同的中药或中药提取物与适当基质和（或）透皮吸收促进剂混合后，制成相应的剂型，贴敷于一定的穴位或部位上，通过药力作用于肌表，传于经络、脏腑以达到“内病外治”的作用，它是中医治疗疾病的一种外治方法，有着悠久的历史。

穴位贴敷疗法一般会选择便于操作、药物易吸收的穴位操作，如神阙穴及背部腧穴等。神阙穴位于脐部，联系全身经脉，通过各经气之循环，交通五脏六腑、四肢百骸、五官九窍、皮肉筋膜，无处不到。药物可通过脐部吸收，直达病灶而发挥治疗作用。根据现代科学理论，药物在脐部皮肤穿透后，直接扩散到静脉网或腹膜下动脉分支而进入体循环，所以药物经脐部皮肤吸收比较迅速，比其他透皮给药部位更易于药物吸收，生物利用度高。

小儿穴位贴敷常用于感冒、咳嗽、哮喘、汗证、泄泻、呕吐、便秘、积滞、夜啼、厌食、遗尿等疾病的治疗。此外，还可用于小儿预防保健。

（2）中药灌肠技术　中药灌肠技术是将中药药液自肛门灌入直肠及结肠，使具有清热解毒、软坚散结、活血化瘀、消积导滞、渗利水湿等作用的药液保留于肠道内，通过药液对局部和全身的作用，达到治疗目的的一种疗法。

儿科常用于外感发热、腹泻（泄泻）、功能性便秘（便秘）、新生儿黄疸（胎黄病）等疾病的治疗。

（3）中药泡洗（药浴）　中药泡洗技术是指采用中药煎煮液浸泡洗浴全身或局部皮肤来治疗疾病的一种方法。小儿肌肤柔嫩，皮肤含水量高、亲水性强，皮肤温度较成人高，角质层不如成人发达，皮肤的渗透作用较强，这些都增加了药物的透皮吸收，更有利于发挥泡洗的治疗作用。

通过温热的中药药液泡洗，一方面可起到湿润肌肤、开宣腠理、疏通经络的作用；另一方面可使毛孔打开，舒张毛细血管，使血流加速，促进血液循环，药物能更好地被吸收，从而发挥药物本身的功效。中药泡洗可起到解肌退热、活血化瘀、清热燥湿、疏经通络等作用。

儿科常用于外感发热、新生儿黄疸、反复呼吸道感染、过敏性紫癜，以及湿疹、痱子、汗疱疹等皮肤疾病的治疗。全身泡洗可采用浴缸、浴桶或电脑控温的全身泡洗装置；局部泡洗多采用手盆、木桶或者专业电脑控温的腿浴器等。

（4）中药湿热敷技术　中药湿热敷技术是将纱布或毛巾，用煎煮的温热的中药药液浸透，敷于患处来治疗疾病的一种方法，其通过热敷与中草药的有机结合，发挥药物和热疗的双重作用，能促进血液循环和新陈代谢，扩张毛细血管和毛孔，使药液更易透入肌肤发挥作用。湿热敷具有温热肌肤、行气活血、舒筋通络、消肿止痛、促进皮肤愈合等作用。儿科常用于小儿肺炎、新生儿硬肿症、小儿皮肤病（如湿疹、痱子）等的治疗。

（5）中药冷敷技术　中药冷敷技术是将按一定处方配伍的中药洗剂、散剂、酊剂冷敷于患处的治疗方法。该技术可使中药透皮吸收后发挥药效。同时，应用低温刺激皮肤冷感受器引起血管收缩，降低血管通透性，减少出血及渗出，从而达到降温、止痛、止血、消肿、减轻炎性渗出的功效。儿科常用于流行性腮腺炎（痄腮）、水痘、急性发热、鼻衄等疾病的治疗。

（6）中药熏蒸技术　中药熏蒸技术是借用热力和中药熏蒸患处的一种外治法。本疗法以中药蒸气为载体，辅以温度、湿度的持续作用，能够促进局部血液及淋巴的循环，缓解肌纤维紧张及痉挛，达到疏通经络、消炎止痛的目的。儿科常用于痉挛型脑性瘫痪（五硬）、原发性遗尿（遗尿）等疾病的治疗。

（7）中药热熨技术　中药热熨技术是将中药加热至适当的温度后热敷患处，借助温热之力，将药性由表达里，通过皮毛腠理，循经运行，内达脏腑，具有疏通经络、畅通气机、温中散寒、祛风除湿、镇痛消肿、调整脏腑阴阳等作用的一种疗法。儿科常用于功能性腹痛、泄泻、消化道功能紊乱等疾病的治疗。

（8）中药经皮给药技术　传统中药经皮给药技术是一种古老的经皮给药的治疗方式，最早见于《黄帝内经·素问》中，宋代《太平惠民和剂局方》即有可用于局部治疗或透皮吸收的膏药。清代名医徐灵胎曾谓：“用膏贴之，闭塞其气，使药性从毛孔而入其腠理，通经贯络，或提而出之，或攻而散之，较之服药尤有力，此至妙之法也。”中药离子导入技术是通过直流电将中药离子经皮肤或黏膜引入病变部位，从而发挥作用的治疗方法，作为一种改良的经皮给药治疗手段，其作用机制是利用直流电电场内同性电荷相斥、异性电荷相吸原理，结合儿童皮肤对药物的透皮吸收性较成年人更好的特点，近年来在儿科临床上得到广泛的应用，可用于治疗肺炎、支气管炎等呼吸系统疾病，以及功能性消化不良、腹痛等消化系统疾病。

## 三、常见外用药物用药指南

### 1. 感冒

（1）穴位贴敷

药物组成　①风寒感冒：荆芥 6g，防风 3g，川芎 5g，羌活 5g，柴胡 6g，前胡 6g。②风热感冒：金银花 6g，连翘 6g，薄荷 3g，荆芥 6g，牛蒡子 6g，柴胡 6g。③暑邪感冒：藿香 6g，佩兰 6g，苍术 5g，陈皮 5g，金银花 6g，栀子 6g。④时邪感冒：蒲公英 6g，连翘 6g，牛蒡子 6g，黄芩 6g，柴胡 6g，川芎 5g。⑤夹滞者：焦三仙各 10g，厚朴 5g，陈皮 6g，莱菔子 6g，苍术 6g。⑥夹痰者：陈皮 5g，姜半夏 5g，炒白术 6g，橘红 5g，川椒 3g，百部 8g。

具体操作：根据不同的证型，选择相应的药物，研成细末，取适量用料酒调成糊状，贴敷于大椎、双侧肺俞。夹滞者敷于神阙，夹痰者敷于双侧肺俞和膻中。

（2）药浴疗法（中药泡洗）

① 风寒感冒证　羌活 30g，独活 30g，细辛 15g，防风 30g，紫苏叶 30g，白芷 30g，桂枝 20g，葱白 30g，淡豆豉 30g。煎水 3000mL，候温沐浴。每日 1～2 次。

② 风热感冒证　金银花 30g，连翘 30g，柴胡 30g，桑叶 30g，大青叶 30g，薄荷 20g，蝉蜕 30g，栀子 30g。煎水 3000mL，候温沐浴。每日 1～2 次。

③ 暑邪感冒证　香薷 30g，金银花 50g，连翘 50g，柴胡 30g，防风 30g，淡豆豉 30g，扁豆花 30g，生石膏 50g，鸡苏散 50g，板蓝根 50g。煎水 3000mL，候温

沐浴。每日1～2次。

（3）灌肠疗法　适用于风热感冒、时邪感冒。尤其适用于小儿不能服药时。常用药：柴胡、生大黄、薄荷、荆芥、防风、石膏、黄柏、黄芩、金银花、连翘等。外寒里热者可加桂枝、细辛；夹湿者可加藿香、佩兰、苍术；夹滞者可加枳实；夹惊者可加钩藤、蝉蜕。

药物组成：生石膏20g，玄参10g，金银花10g，芦根15g，荆芥穗10g，蒲公英15g，连翘10g，柴胡10g，炒谷芽10g，炒麦芽10g。小儿口服量，加水浓煎至所需量（300mL/次）做保留灌肠，保留20～30min。每日1～2次。上述药物水煎后，水温38～40℃或以患儿能耐受为宜，可以用于泡洗全身，亦可以用于足浴，适合于发热患儿，体温在37.5～38.5℃。

具体操作：患儿左侧卧位，灌肠结束后协助保持此姿势15min，再嘱其排便，每日1次，3天为1个疗程。

（4）中成药栓剂

双黄连栓（金银花、连翘、黄芩）：用于外感风热所致的感冒，症见发热、咳嗽、咽痛等症，直肠给药。小儿一次1粒，每日2～3次。

银翘双解栓：连翘，金银花，黄芩，丁香叶。功效：疏散风热，清肺泻火。用于上呼吸道感染、扁桃体炎、急性支气管炎等见发热、咳嗽者。肛门给药，一次1粒，每日3次；儿童用量酌减。

### 2. 咳嗽（急性支气管炎）

（1）穴位贴敷疗法

风寒咳嗽、痰湿咳嗽、气虚咳嗽：芥子、延胡索、甘遂、细辛等份，磨成粉，再用凡士林调和，做成直径约0.5cm的中药丸，把药丸置于穴位上，1穴1粒药丸，外用贴膏固定。贴于定喘、肺俞、膻中等穴。每日1次，每次2～3h，5～7天为1个疗程。

食积咳嗽：陈皮6g，炙麻黄、鸡内金各5g，法半夏、苦杏仁各4g，吴茱萸、炒芥子各2g。研末，蜜调成糊状，用医用胶布贴敷于患儿神阙穴。每次贴敷3h，每天1次，3～5天为1个疗程。

（2）中药雾化　适用于风热咳嗽、痰热咳嗽。

药物：痰热清注射液、双黄连注射液等。具体操作：连接雾化器各部位，检查性能，水槽内加冷开水250mL，液面高约30cm，浸没雾化罐底的透声膜，罐内放入药液10～20mL，上述中药注射液与0.9%氯化钠按1∶1或1∶2的比例稀释，罐盖拧紧，放入水槽，将水槽盖紧。根据需要调节雾量，将口含嘴或面罩罩住口鼻，雾化20min。治疗完毕，取下口含嘴或面罩，先关雾化开关，再关电源开关。每日1次，2～3次为1个疗程。

### 3. 口炎（口疮）

（1）穴位贴敷疗法，适用于疱疹性口炎各型。

药物组成：黄连、吴茱萸各 3～5g。共研为末，用醋调成糊状敷于两足心涌泉穴，每日 1 剂，可睡前敷，晨起揭掉，连敷 3～7 天。

（2）中药外涂　适用于疱疹性口炎各型。

① 康复新液外涂口腔，每天 3～4 次，能配合的患儿可以含漱，每次 5mL，连用 3～7 天。

② 羚羊角粉外涂患处，每天 3～4 次，连用 2～3 天。

③ 药物组成：黄芩 40g，金银花 20g，大黄 60g，板蓝根 40g，青黛 20g，冰片 6g，白及 20g，皂角刺 20g，五倍子 20g。以上药物混匀研极细粉，过 140 目筛，取药粉外涂口腔患处，每日 6 次，连用 3 天。

（3）中成药外用

① 小儿化毒散［人工牛黄、珍珠、雄黄、大黄、黄连、甘草、天花粉、川贝母、赤芍、乳香（制）、没药（制）、冰片］，清热解毒，活血消肿。外用，敷于患处。也可口服。一次 0.6g，一日 1～2 次；3 岁以内小儿酌减。

② 桂林西瓜霜：外用，喷、吹或敷于患处，一次适量，一日数次；重症者兼服，一次 1～2g，每日 3 次。

③ 珠黄吹喉散：外用，吹于患处。每日 3～5 次。

④ 珠黄散：外用，吹于患处。每日 2～3 次。

⑤ 冰硼散：吹敷患处，每次少量，每日数次。

### 4. 小儿腹泻

（1）穴位贴敷

①风寒泻：小茴香、藿香、苍术、吴茱萸、木香各 10g。②湿热泻：葛根 10g，黄芩 10g，黄连 6g，藿香 10g，苍术 10g。③脾虚泻：白术 10g，茯苓 10g，炒山药 15g，炒薏苡仁 10g，砂仁 6g，苍术 10g，陈皮 10g。④伤食泻：陈皮 10g，姜半夏 6g，连翘 10g，莱菔子 10g，焦三仙各 10g，厚朴 8g。⑤脾肾阳虚泻：煨肉豆蔻 10g，熟诃子 10g，肉桂 8g，吴茱萸 8g，丁香 5g。⑥丁香 1 份，肉桂 2 份，共研细末。每次 1～2g，姜汁调成糊状，敷于脐部，外用胶布固定，每日 1 次。用于风寒泻、脾虚泻、脾肾阳虚泻。

将上述药物研磨成粉，每次取 2～3g，加料酒调匀呈药饼，外用无菌纱布或者医用胶布贴敷于神阙穴。

贴敷时间：婴儿 0.5～1h；幼儿 2～3h；学龄前及学龄期儿童 3～5h。每日 1 次，5 天为 1 个疗程。

（2）中药泡洗

① 腹泻各证　药物组成：鬼针草 30g。加水适量，煎煮 30min 后倒入盆内，

浸泡双足，没过足踝，每次15min，每日2～4次，连用3～5日。

② 慢性腹泻　党参、白术、补骨脂、菟丝子各15g，干姜、肉豆蔻各10g。上述药物浸泡30min，煎煮30min，浸泡双足，没过足踝，每日1次，每次15min，7天为1个疗程。

（3）中药热熨

① 伤食泻：山楂30g，神曲30g，炒莱菔子30g，炙鸡内金30g，木香30g，陈皮30g，法半夏20g，茯苓30g，连翘30g，藿香30g，生姜30g，枳实30g，白术30g。

② 风寒泻：陈皮30g，厚朴30g，苍术30g，甘草30g，桂枝30g，猪苓30g，茯苓30g，泽泻30g，白术30g，草豆蔻30g，木香30g，延胡索30g。

③ 脾虚泻：藿香30g，木香30g，葛根30g，党参30g，白术30g，茯苓30g，甘草30g，砂仁20g，肉豆蔻30g，怀山药30g，莲子肉20g。

将制作好的药物封包（规格20cm×30cm），加热至45～50℃后装入自制无纺布袋（规格25cm×40cm）内，放置于患儿脐周围及小腹部，进行热熨治疗，每次熨敷15～20min，每日2次，3～5天更换一个药袋。

（4）中成药

① 小儿敷脐止泻散（黑胡椒）：温中散寒，止泻。用于小儿中寒、腹泻、腹痛。外用，贴敷脐。一次1袋，每日1次。

② 暖脐膏：当归，白芷，乌药，小茴香，八角茴香，木香，香附，乳香，母丁香，没药，肉桂，沉香，人工麝香。温里散寒，行气止痛。用于寒凝气滞，少腹冷痛，脘腹痞满，大便溏泄。外用加温软化，贴于脐上。

### 5. 婴儿湿疹

（1）搽剂　儿肤康搽剂，每次取本品30mL，涂搽患处，轻揉2min，用温水冲洗干净，每日2次；也可用本品适量涂抹全身，保持2～3min，然后用温水清洗；或用本品200mL，加5倍温水稀释后，反复洗涤全身。用于儿童亚急性湿疹，皮损潮红、瘙痒，有少量渗液者。

（2）中药药浴　白鲜皮15g，黄柏10g，地肤子10g，苦参12g，防风6g，生地榆10g，蛇床子10g，加水2000mL，浸泡20min后煎汁1000mL，兑温水1000mL，待水温合适后，洗浴全身皮疹处20min，如果皮疹仅限于头面部或四肢，可用干净纱布或棉布蘸药汁敷于皮损处，每日1～2次，用3～7天。适用于湿热浸淫证。如皮肤干燥，有鳞屑，属于血虚风燥证，上方可以去掉白鲜皮、苦参，加生薏苡仁30g、牡丹皮10g，并注意皮肤滋润保湿。病变范围小的，可局部洗浴；病变范围大的，可全身洗浴。水温宜调至38～43℃，微微发汗即可。20min/次，每日1次。

（3）中药熏蒸疗法　用于急性、亚急性和慢性湿疹皮损无明显渗出者。方法：辨证选用不同组方的药液（具体方药可参照中药药浴疗法），煎煮浓缩后放入中药熏蒸机，通过蒸汽熏蒸患处达到治疗目的的一种方法，20min/次，每日1次。

（4）中成药外用　小儿化毒散：外用，敷于患处。

## 四、联合用药的注意事项

儿科疾病变化迅速，单方外用中药往往不能控制疾病发展，因此需通过多种中药联合应用或中药与化学药联合应用的方式达到治疗目的。

### 1. 感冒

（1）治疗原则　目前尚无特异性抗病毒药物，而且患者病情多为自限性，因此以对症治疗、缓解感冒症状为主。同时注意休息、适当补充水分、保持室内空气流通，避免继发性细菌感染。

感冒的中医治疗原则是辨证施治，以疏风解表为基本原则，如为体虚感冒者可用扶正解表法治疗。本病除内服汤药之外，还常用中成药治疗，也可配合使用外治疗法。

（2）联合用药举例

① 风热感冒　银翘散＋中药药浴。

② 风寒感冒　风寒感冒颗粒＋穴位贴敷。

（3）注意事项　治疗感冒的药物品种繁多，名称各异，但其组方成分相同或相近，药物作用大同小异，因此中药抗感冒药应只选其中的一种，如同时服用两种以上药物，可导致重复用药、超量用药，增加药物不良反应的发生率。

因小儿为稚阴稚阳之体，过汗则耗伤津液，甚则损伤心阳，不利病愈，反致病深转重，故在解表之时发汗不宜太过。应用中药时注意以下几点：①对其组分应充分了解；②选择最适宜的中药方剂或中西医混合药物，避免错误用药；③需重视理化性质的配伍，避免形成难溶性物质、有毒化合物或酸碱中和等而造成的疗效下降；④注意药理作用的配伍，避免引起生物效应的拮抗作用。

### 2. 小儿腹泻

（1）治疗原则

① 全身用药与局部用药相结合。

② 西医主要治疗药物为口服补液盐（防脱水）、抗生素类、黏膜保护剂、微生物制剂、锌制剂、解痉药物等。

③ 中医除辨证论治外，还要辅以外治法，如用药物贴敷神阙穴、热熨法。

（2）联合用药举例

脾虚泻：参苓白术散＋小儿敷脐止泻散。

参苓白术散内服有补益脾肺、渗湿止泻的功效；小儿敷脐止泻散外用具有温中散寒、止泻之功效，两者合用，内外结合，标本兼顾。

（3）注意事项

① 防脱水，轻中度脱水，可给予口服补液盐，严重的需要给予输液治疗。

② 不要盲目止泻，不要任意使用抗生素，如是病毒感染则无效，因此需要完善检查，对症治疗。

③ 腹泻期间无需禁食，只需要给予清淡饮食和容易消化的流质食物，维持原来的饮食，如果呕吐症状严重，则需禁食几小时。

④ 调节肠道平衡，腹泻时肠道菌群失调，可用益生菌促进肠道的功能恢复。

### 3. 口疮

（1）治疗原则

① 本病以热证为主，治疗以清热降火为基本法则。

② 宜在辨脏腑虚实的基础上，内治与外治相结合治疗，辨证重点应辨实热与虚热之不同。

③ 重视外治法的运用，以消肿止痛，去腐生肌，促进溃疡愈合。

（2）联合用药举例

组方：蒲地蓝消炎口服液＋桂林西瓜霜

桂林西瓜霜口腔给药局部药物浓度高，清热解毒止痛作用效果明显，而蒲地蓝消炎口服液具有清热解毒消肿的作用，两者内外结合，效果显著。

（3）注意事项

① 对急性热病、久病、久泻患儿，应经常检查口腔，注意口腔外周皮肤卫生，及时擦干流涎。

② 患病期间注意休息，可将金银花、甘草等药物煎沸，待温后含漱，每日 3～5 次，用于口疮实证。

③ 保持大便通畅，避免口腔黏膜损伤。保持口腔清洁，餐后用温水漱口，奶瓶、餐具经常消毒。

④ 多食新鲜水果、蔬菜；忌暴饮暴食及肥甘辛辣食物，避免饮食过烫过硬。

⑤ 加强身体锻炼，增强体质，避免各种感染。

### 4. 婴儿湿疹

（1）治疗原则

① 标本兼顾，内外并治，整体与局部相结合为基本原则。以控制症状，减少和预防复发，提高患者生活质量为基本目的。

② 早期当驱邪为主，后期则要以调理气血为主。

③ 局部治疗是湿疹治疗的主要手段。局部用药，一般不主张合并用药治疗。

④ 应根据皮损分期及证型制定相应治疗方案，同时要结合皮损的局部辨证，兼顾近期疗效和远期疗效。

（2）注意事项

组方：氢化可的松乳膏＋冰黄肤乐软膏

① 健康教育　使患者家属对湿疹的发病因素、发展规律和防治方法有一定了

解，以便积极配合治疗。

② 饮食禁忌　慎用鱼腥动风之品，应注意食用后及停用后的效果，但无须盲目忌口。

③ 日常护理　避免过度烫洗、肥皂及各种有害因子的刺激。对于慢性湿疹，尤其注重保湿润肤剂的长期规范使用。

④ 精神调理　避免精神过度紧张及疲劳，切勿焦虑、忧郁。保持情绪安定、乐观，生活要规律，注意劳逸结合。

⑤ 积极治疗体内原发疾病，发现病灶应积极清除。

⑥ 在婴儿尿布区，相当于封包会增加吸收，不建议使用软膏。

# 第四章

# 药物不良反应

## 第一节　药物不良反应的概述

世界卫生组织将药物不良反应定义为：合格药品在正常用法用量下出现的与用药目的无关的有害反应。主要包括副作用、毒性反应、变态反应、特异质反应、耐受性、耐药性、依赖性、继发效应和后遗效应以及“三致”反应等。2011 年 5 月 4 日，中华人民共和国卫生部颁布了《药品不良反应报告和监测管理办法》，规范药品不良反应报告和监测的管理，及时了解和掌握药物的不良反应，有效控制药品风险，保障公众用药安全。

### 一、中药不良反应的概念

中药不良反应，是指在中医理论指导下，用于预防、治疗、诊断疾病并具有康复与保健作用的物质在用药过程中对机体所产生的不良反应。引发不良反应的可能是中成药，也可能是中药材或中药饮片。

### 二、中药外用药物常见不良反应的分类

外用给药是中药传统的给药方式之一，外用制剂也是中药的特色。通过外用的方式给药，既可以避免胃肠道吸收的干扰，也可以避免肝脏的首过效应，减轻对胃肠道的不良反应。但外用给药方式也会引起一些不良反应，一般来说，外用中药的不良反应，可以从引起不良反应的成分，引起药物不良反应的剂量以及不良反应的病理进行分类。

#### 1. 引起不良反应的成分

（1）药物引起的不良反应　该类不良反应是由药物活性成分本身或其代谢产物引起的。例如何首乌外用时可引起敷药部位发热、潮红；白头翁接触眼部可引起流

泪；鸦胆子外用可能引起严重的变态反应甚至过敏性休克等。表 4-1 列举了一些常见中药外用时导致的不良反应。

**表 4-1　常见中药外用时的不良反应**

| 类别 | 药物 | 性味归经 | 功能主治 | 不良反应表现 |
|---|---|---|---|---|
| 根及根茎类中药 | 何首乌 | 苦、甘、涩，微温。归肝、心、肾经 | 解毒，消痈，截疟，润肠通便。用于疮痈，瘰疬，风疹瘙痒，久疟体虚，肠燥便秘 | 敷药部位皮肤发热、潮红，伴瘙痒、甚则全身见米粒大斑丘疹 |
| | 白芷 | 辛，温。归胃、大肠、肺经 | 解表散寒，祛风止痛，宣通鼻窍，燥湿止带，消肿排脓。用于感冒头痛，眉棱骨痛，鼻塞流涕，鼻鼽，鼻渊，牙痛，带下，疮疡肿痛 | 出现水疱，伴有破溃糜烂，口腔大面积溃疡 |
| | 虎杖 | 微苦，微寒。归肝、胆、肺经 | 利湿退黄，清热解毒，散瘀止痛，止咳化痰。用于湿热黄疸，淋浊，带下，风湿痹痛，痈肿疮毒，水火烫伤，经闭，癥瘕，跌打损伤，肺热咳嗽 | 外用可致接触性皮炎 |
| | 威灵仙 | 辛、咸，温。归膀胱经 | 祛风湿，通经络。用于风湿痹痛，肢体麻木，筋脉拘挛，屈伸不利 | 外敷可导致皮肤过敏；还可出现心悸、胸闷等全身中毒症状 |
| | 白头翁 | 苦，寒。归胃、大肠经 | 清热解毒，凉血止痢。用于热毒血痢，阴痒带下 | 接触眼部可引起流泪；贴敷于皮肤，出现痒及轻微烧灼感 |
| | 地榆 | 苦、酸、涩，微寒。归肝、大肠经 | 凉血止血，解毒敛疮。用于便血，痔血，血痢，崩漏，水火烫伤，痈肿疮毒 | 对于大面积烧伤患者，用地榆制剂外涂可引起中毒性肝炎 |
| | 天南星 | 苦、辛，温；有毒。归肺、肝、脾经 | 散结消肿。外用治痈肿，蛇虫咬伤 | 外用南星膏外敷，出现全身发热，面部潮红，呼吸困难，声音嘶哑 |
| | 三棱 | 辛、苦，平。归肝、脾经 | 破血行气，消积止痛。用于癥瘕痞块，痛经，瘀血经闭，胸痹心痛，食积胀痛 | 接触三棱可出现打喷嚏、鼻涕、流泪 |
| | 延胡索 | 辛、苦，温。归肝、脾经 | 活血，行气，止痛。用于胸胁、脘腹疼痛，胸痹心痛，经闭痛经，产后瘀阻，跌扑肿痛 | 外用延胡索浸泡液可致过敏，症见全身皮肤潮红瘙痒 |
| 花、叶、果实种子类中药 | 红花 | 辛，温。归心、肝经 | 活血通经，散瘀止痛。用于经闭，痛经，恶露不行，癥瘕痞块，胸痹心痛，瘀滞腹痛，胸胁刺痛，跌扑损伤，疮疡肿痛 | 外用皮肤可出现红疹、丘疹、水疱，甚至糜烂坏死 |
| | 芫花 | 苦、辛，温；有毒。归肺、脾、肾经 | 泻水逐饮；外用杀虫疗疮。用于水肿胀满，胸腹积水，痰饮积聚，气逆咳喘，二便不利；外治疥癣秃疮，痈肿，冻疮 | 其挥发油对皮肤有刺激性，可引起皮肤发疱 |
| | 艾叶 | 辛、苦，温；有小毒。归肝、脾、肾经 | 温经止血，散寒止痛；外用祛湿止痒。用于吐血，衄血，崩漏，月经过多，胎漏下血，少腹冷痛，经寒不调，宫冷不孕；外治皮肤瘙痒 | 外用可引起皮肤发热、潮红等，致接触性皮炎 |

续表

| 类别 | 药物 | 性味归经 | 功能主治 | 不良反应表现 |
|---|---|---|---|---|
| 花、叶、果实种子类中药 | 补骨脂 | 辛、苦，温。归肾、脾经 | 温肾助阳，纳气平喘，温脾止泻；外用消风祛斑。用于肾阳不足，阳痿遗精，遗尿尿频，腰膝冷痛，肾虚作喘，五更泄泻；外用治白癜风，斑秃 | 外敷后剧烈瘙痒，伴有皮肤炎性反应。 |
| | 蛇床子 | 辛、苦，温；有小毒。归肾经 | 燥湿祛风，杀虫止痒，温肾壮阳。用于阴痒带下，湿疹瘙痒，湿痹腰痛，肾虚阳痿，宫冷不孕 | 用含蛇床子的煎剂熏洗，出现红色斑疹，红肿起疱，流黄水 |
| | 鸦胆子 | 苦，寒；有小毒。归大肠、肝经 | 清热解毒，截疟，止痢；外用腐蚀赘疣。用于痢疾，疟疾；外治赘疣，鸡眼 | 过敏性休克 |
| | 桃仁 | 苦、甘，平。归心、肝、大肠经 | 活血祛瘀，润肠通便，止咳平喘。用于经闭痛经，癥瘕痞块，肺痈肠痈，跌扑损伤，肠燥便秘，咳嗽气喘 | 炮制桃仁时，出现手背刺痒，继而出现红色疹块 |
| | 芥子 | 辛，温。归肺经 | 温肺豁痰利气，散结通络止痛。用于寒痰咳嗽，胸胁胀痛，痰滞经络，关节麻木、疼痛，痰湿流注，阴疽肿毒 | 外用有刺激性，时间过长，易起疱、化脓 |
| | 白果 | 甘、苦、涩，平；有毒。归肺、肾经 | 敛肺定喘，止带缩尿。用于痰多喘咳，带下白浊，遗尿尿频 | 外用可出现过敏性皮炎 |
| 茎木及皮类 | 苏木 | 甘、咸，平。归心、肝、脾经 | 活血祛瘀，消肿止痛。用于跌打损伤，骨折筋伤，瘀滞肿痛，经闭痛经，产后瘀阻，胸腹刺痛，痈疽肿痛 | 外用可致接触性皮炎 |
| 矿物类中药 | 雄黄 | 辛，温；有毒。归肝、大肠经 | 解毒杀虫，燥湿祛痰，截疟。用于痈肿疔疮，蛇虫咬伤，虫积腹痛，惊痫，疟疾 | 外用有剥脱性皮炎或伴有全身症状的内脏损害，甚至有使用雄黄后导致死亡的病例报道 |
| | 轻粉 | 辛，寒；有毒。归大肠、小肠经 | 外用杀虫，攻毒，敛疮；内服祛痰消积，逐水通便。外治用于疥疮，顽癣，臁疮，梅毒，疮疡，湿疹；内服用于痰涎积滞，水肿臌胀，二便不利 | 外用引起接触性皮炎 |
| 动物类中药 | 土鳖虫 | 咸，寒；有小毒。归肝经 | 破血逐瘀，续筋接骨。用于跌打损伤，筋伤骨折，血瘀经闭，产后瘀阻腹痛，癥瘕痞块 | 外用可出现过敏性皮炎 |
| | 蟾酥 | 辛，温；有毒。归心经 | 解毒，止痛，开窍醒神。用于痈疽疔疮，咽喉肿痛，中暑神昏，痧胀腹痛吐泻 | “轻用能烂人肌肉”（《本经逢原》）；“其汁不可入人目，令人赤、肿、盲” |
| | 全蝎 | 辛，平；有毒。归肝经 | 息风镇痉，通络止痛，攻毒散结。用于肝风内动，痉挛抽搐，小儿惊风，中风口㖞，半身不遂，破伤风，风湿顽痹，偏正头痛，疮疡，瘰疬 | 外敷引起大疱性表皮松解萎缩，坏死型药疹 |

续表

| 类别 | 药物 | 性味归经 | 功能主治 | 不良反应表现 |
|---|---|---|---|---|
| 其他类中药 | 冰片 | 辛、苦，微寒。归心、脾、肺经 | 开窍醒神，清热止痛。用于热病神昏、惊厥，中风痰厥，气郁暴厥，中恶昏迷，胸痹心痛，目赤，口疮，咽喉肿痛，耳道流脓 | 外敷冰片类药物，出现散在性皮疹 |
| | 血竭 | 甘、咸，平。归心、肝经 | 活血定痛，化瘀止血，生肌敛疮。用于跌打损伤，心腹瘀痛，外伤出血，疮疡不敛 | 外用时引起荨麻疹型药疹及接触性皮炎 |
| | 芦荟 | 苦，寒。归肝、胃、大肠经 | 泻下通便，清肝泻火，杀虫疗疳。用于热结便秘，惊痫抽搐，小儿疳积；外治癣疮 | 外用芦荟叶汁可出现接触性皮炎 |

（2）辅料引起的不良反应　药用辅料系指生产药品和调配处方时使用的赋形剂和附加剂，除活性成分以外，在安全性方面已进行了合理的评估，且包含在药物制剂中的物质。药用辅料除了赋形、充当载体、提高稳定性外，还具有增溶、助溶、缓控释等重要功能，是影响药品的质量、安全性和有效性的重要成分。中药外用药中可能引起不良反应的辅料主要有溶剂、助溶剂、增溶剂、稀释剂、乳化剂、抛射剂、吸收促进剂、抗氧剂、pH 值和等渗调节剂、局部止痛剂、防腐剂、着色剂等。外用中药常用辅料引起的不良反应见表 4-2。

**表 4-2　外用中药常用辅料引起的不良反应**

| 辅料类别 | 辅料名称 | 可能引起的不良反应 |
|---|---|---|
| 溶剂 | 丙二醇 | 外用引起接触性皮炎；<br>经皮大量吸收入血，引起全身毒性反应 |
| | 乙醇 | 局部刺激，变态反应 |
| 防腐剂 | 尼泊金酯 | 变态反应，接触性皮炎 |
| | 苯扎氯铵 | 局部黏膜损伤，变态反应 |
| 着色剂 | 赤藓红 | 光敏性皮炎 |
| | 日落黄、胭脂红 | 接触性皮炎 |
| 促吸收剂 | 桂皮油、环糊精 | 变态反应 |

辅料作为药物中的惰性成分，大多数情况下是安全的，但有些药物的不良反应也可能是药用辅料引起的。因此，对药用辅料可能引起的不良反应也要多加重视，特别是已经证明可引起不良反应的品种，药品生产厂家应尽量在说明书中明示。

## 2. 引起药物不良反应的剂量

（1）与药物剂量有关的不良反应　这类不良反应有药物本身或辅料及其代谢产物所引起，使本身所固有的药理作用增强或持续，从而引起不良反应。包括副作用、毒性作用、继发反应、后遗作用、首过效应等。

这类不良反应具有剂量依赖性以及可预测性，受性别、年龄、病理状态等个体差异影响较大，一旦发生，后果较严重。例如：地榆用于大面积烧伤患者，大面积外涂可引起肝脏毒性反应；外用硼砂可经皮吸收，在体内蓄积引起中毒等。

（2）与药物剂量无关的不良反应　这类不良反应与药物本身的正常药理作用无关，而与药物变性（如药物有效成分降解产生有害物质）或患者的特殊体质有关。这类不良反应与给药剂量无关，也无法预测，发生率低但危险性大。通常又可分为：①特异质反应，即由于患者先天代谢紊乱，并在接触某种特定的药物后表现出来的先天性代谢异常；②变态反应（药物过敏反应），本质上是一类病理性免疫反应，由抗原抗体的相互作用引起，与药物本身的药理作用无关。例如：天南星外敷可能出现全身发热、呼吸困难等全身变态反应；外用红花可能发生红肿、丘疹、水疱等皮肤变态反应等。

值得注意的是，同一药物也可能同时引起与剂量相关和不相关的不良反应，如威灵仙外敷时可能引起皮肤过敏等与剂量无关的反应，而其成分经皮吸收也可引起心悸、胸闷等全身毒性反应。

### 3. 不良反应的病理

（1）功能性改变　系指药物引起人体的器官或组织功能发生改变。这种变化多为暂时性的，停药后可恢复正常，无病理组织变化，但有些诸如肝功能、肾功能的损害也十分严重，甚至引起器质性改变。

（2）器质性改变　系指药物引起人体器官或组织出现病理性或器质性改变，例如炎症、增生、发育不全、萎缩坏死等。

## 三、中药不良反应的发生因素

### 1. 药物因素

（1）中药来源、成分复杂　我国地域广阔，药用资源丰富，南北用药差异很大。中药来源复杂，品种混乱的现象较为普遍，不少药材的基原有数种乃至数十种之多，如白头翁有16种、贯众有38种不同的植物来源，不同植物来源的药材其化学成分存在差异，所呈现的药理作用和毒性也会不同。中药的同名异物、同物异名以及品种混乱等问题，容易造成使用不当而发生不良反应。如古人所使用的木通为木通科植物木通的茎，而因为地方用药以及异物同名等原因，2000年之前的《中国药典》收载了马兜铃科植物东北马兜铃的藤茎（即关木通）为其来源之一。关木通含有马兜铃酸，有毒性，造成大量患者因服用含关木通的制剂导致肾衰竭。

中药成分复杂，有些成分本身就是过敏原，如土鳖虫、蟾酥等含有异体蛋白，可作为不完全抗原与机体蛋白结合成完全抗原引起变态反应。另外有部分中药含有光敏性成分，如补骨脂素、佛手柑内酯等，可增强紫外线的光敏作用导致光敏性皮炎。

（2）中药的自身质量　中药材的质量直接关系到药物的疗效和可能产生的不良反应，受产地、种植或养殖环节、采收季节、初加工等多种因素影响。中药在产收加工各个环节都可能受到污染，受污染的中药可能导致过敏或毒性反应。污染来源主要有农药、重金属、霉菌毒素、二氧化硫、有机溶剂残留等。

（3）中药炮制不当　中药必须经过炮制之后才能入药，中药炮制是中医用药的特点之一。中药炮制是根据中医药理论，依照辨证施治用药的需要和药物自身性质，以及调剂、制剂的不同要求所采取的制药技术。在长期的中医用药实践中，积累了许多通过炮制来改变中药的药性、增加药效、缓和药物不良反应等经验。如果不严格执行炮制规范，粗制滥造，不但不能发挥中药的治疗作用，且易导致不良反应的发生。如半夏有毒，需经过炮制成法半夏、姜半夏或清半夏，减少毒性后方可供临床使用，且不同的炮制品，功效也各不相同。如果炮制方法错误，就会影响用药疗效；如果炮制不到位，生半夏中的毒性会对黏膜有强烈的刺激作用。

**2. 使用因素**

（1）用药剂量过大　在不同的典籍和用药习惯中，中药的剂量适用范围较大，而传统的观念中，很多人认为中药没有不良反应或不良反应很小，在服药时随意加大剂量想要增加疗效。但中医中药是个整体的系统，随意增减处方中药物的剂量，很可能改变原方制剂的功能和主治，超剂量服药更是引起不良反应、毒性反应甚至死亡的主要原因。大多数中药不良反应的发生都与超剂量使用有关，如过量使用肉桂发生血尿；过量使用麻黄造成血压升高、心律失常等。

（2）用药疗程过长　所有的药物都有疗效和毒性的双重性，而某些中药本身就具有一定的毒性，尤其一些中药属于毒性药材，长期使用，即使是小剂量也容易造成蓄积中毒。如长期小剂量使用朱砂、轻粉、汞等，会造成肾功能损害，甚至因肾衰竭而死亡。

（3）药不对证　“辨证施治、对症下药”是中医治疗疾病的基本原则。中药有寒热温凉的药性特点，是治疗作用的基础。同一药物，对症使用可以治病，反之，则可导致不良反应。临床上因辨证失准，寒热错投，攻补倒置而引起不良反应甚至药源性疾病的情况时有发生。如人参有大补元气的作用，但只用于气虚体弱者，如果有实热证的人服用人参，非但不能起到补益的作用，反而会产生不良反应。

（4）配伍错误　中药组方不合理，中西药不合理的联用等，也是引起中药不良反应或药源性疾病的重要原因。前人根据千百年来的用药经验，总结出的中药“十八反”“十九畏”等中药配伍禁忌都是中药使用过程中需要格外注意的。随着中西医结合的不断发展，中西药合用在临床已经十分普遍。研究和实践证明，中西药物的合理合用，确有提高疗效、减少不良反应的优点，但不合理的中西药物合用，则可能影响疗效的发挥，并产生毒性，引起各种不良反应。如山楂、五味子、山茱萸、乌梅及其中成药（山楂丸、保和丸、五味子糖浆）等酸性较强的中药不能与磺胺类药物联用。因为磺胺类药物在酸性条件下，会失去抗菌作用，并且由于溶解度明显降低，容易产生结晶尿和血尿。

(5) 中药滥用　有些患者轻信民间游医、民间“祖传秘方”等，擅自滥用中药，甚至是将未经炮制的毒性中药直接使用。有些人对中药真伪不辨或误服有毒中药。如有些人将含有未经炮制的乌头等的草药敷贴在局部皮肤以期达到通络止痛的作用，但一旦皮肤有破损，乌头碱就会在皮损处大量吸收引起中毒。

#### 3. 机体因素

(1) 特殊人群　少年儿童处在生长发育阶段，许多器官、系统的功能尚未发育完善；老年人肝肾功能普遍减退，影响药物的体内代谢、排泄过程，药物容易在体内蓄积造成毒性反应。因此，小儿和老人用药剂量应酌情减少，小儿不宜用参茸等峻补药，老人需慎用攻病驱邪的药。孕妇、哺乳期妇女也应注意避免使用对胎儿或乳儿有影响的药物。

(2) 性别　由于性激素影响的不同，不同的性别对某些药物的敏感性也有不同。同时还有性别造成的社会心理、生活习惯等差异，也会对药物的作用产生影响。

(3) 个体差异　不同个体对同一剂量下的同一药物有不同的反应，这种差异与人的种族、基因等都有关系。中医学强调禀赋不同对药效的影响，就是指各种遗传因素、身体素质对抗病能力及药物反应都存在着较大的差异。

(4) 病理状态　人在病理状态下，药物代谢、排泄等也会受到影响。如肝、肾功能不全者会延长药物在体内的停留时间，容易引起不良反应或蓄积中毒。

## 第二节　中药不良反应的监测和处理

为加强药品的上市后监管，规范药品不良反应报告和监测，及时、有效控制药品风险，保障公众用药安全，依据《中华人民共和国药品管理法》等有关法律法规，中华人民共和国卫生部于 2011 年 5 月 4 日发布了《药品不良反应报告和监测管理办法》(卫生部令第 81 号)，明确国家实行药品不良反应报告制度。药品生产企业（包括进口药品的境外制药厂商）、药品经营企业、医疗机构应当按照规定报告所发现的药品不良反应。

### 一、中药不良反应的监测和报告

不良反应监测制度是我国药品监督管理中一项重要的药品管理政策，目前我国的药品不良反应监测主要有以下方法。

### 1. 药品不良反应监测方法

（1）自愿呈报系统　是一种自愿而又有组织的报告系统，国家或地区设有专门的药品不良反应登记处，成立有关药品不良反应的专门委员会或监测中心，通过监测单位把大量、分散的不良反应病例收集起来，经过加工、整理、因果关系评定后储存，并将不良反应及时反馈给报告单位，从而及早提出警告，以保障用药安全。目前世界卫生组织国际药物监测中心的成员国大多采用这种方法。

（2）集中监测系统　即在一定时间、一定范围内根据研究的目的不同分为病源性监测和药源性监测。我国集中监测系统采用重点医院监测和重点药物监测系统相结合。

① 重点医院监测　即指定有条件的医院报告不良反应和对药品不良反应进行系统监测研究。其又可分为一般性全面监测和重点监测。

② 重点药物监测　主要对新药和进口药品进行上市后的监测，以便及时发现一些未知或非预期的不良反应，并作为这类药品的早期预警系统。

（3）记录联结　即通过独特方式把各种信息联结起来，以发现与药物有关的事件。

（4）记录应用　即指在一定范围内通过记录使用研究药物的每个患者的全部有关资料，以提供没有偏性的抽样人群，从而了解药品不良反应在不同人群中的发生情况，以计算药品不良反应发生率，寻找药品不良反应的发生因素。

### 2. 药品不良反应的监测报告监管系统

我国药品不良反应监测报告系统，由国家药品不良反应监测中心及省、自治区、直辖市药品不良反应监测中心组成。

### 3. 药品不良反应的报告范围

我国药品不良反应监测报告范围主要包括：①新药监测期内的药品；②进口药品。

### 4. 中药不良反应的监测和报告

中药也是药品，应当按照上述的方法进行监测和报告不良反应。

## 二、中药不良反应的处理

中药作为一种药品，也具有药物作用的两重性，即治疗作用和不良反应。治疗作用指药物所引起的符合用药目的的作用，是有利于防病、治病的作用。不良反应指不符合用药目的并给患者带来不适或痛苦的反应。

中药引起的不良反应，通常有以下预防或处理方法。

（1）应当根据中医基础理论，辨证施治，严格掌握适应证和禁忌证，避免不合理用药。

(2) 建议患者严格遵照医嘱用药，避免大剂量、长期连续用药。

(3) 用药过程中注意监测身体各项功能，出现严重不良反应应立即停药。

(4) 有肝肾功能不全的患者、老人、儿童、孕妇等特殊人群，应在医师指导下，谨慎用药。

(5) 对中药配方中的一种或多种成分有过敏史的患者应避免使用，过敏体质者使用中药也应谨慎。

(6) 外用中药时，应先使用热毛巾将患处皮肤擦净，待干后再用药；当患处有红肿、溃烂时不宜使用。

## 三、中药不良反应的临床现状与思考

随着人们在用药上自我保护意识的增强，对化学药品的不良反应的认识也越来越全面，世界上掀起了“回归大自然”的浪潮，中药、中成药也受到世界各国的青睐，中药的疗效也得到了进一步的认可。然而，有一些人利用人们对中药的信赖和喜爱，为了某种目的而夸大宣扬，“中药是纯天然物质，无毒性、无副作用”“纯中药制剂绝无副作用”等字样的广告比比皆是，给许多人造成错误的印象，多数人盲目认为中药药性缓和，临床应用安全性较好。认为中药源于天然因此安全无毒或不良反应很少，甚至认为中药是有病治病、无病健身而盲目选用或加大剂量。患者对中药不良反应的浅薄认识，势必引发中药滥用而产生多种不良反应，还可能产生严重的医疗损伤事件。

有研究选取了 2015 年 7 月至 2016 年 8 月某地区报告的中药导致不良反应患者 130 例，对所有患者的一般资料、用药途径与不良反应的临床表现及累及系统等情况予以分析。研究发现中药导致不良反应出现年龄段十分广泛，其中，超过 60 岁患者不良反应发生最多，患者性别之间没有显著性差异；不良反应所涉及 45 个品种中，由口服、静脉滴注、局部用药、肌内注射以及外用 5 种途径给药，所占比例分别为 4.62%、80.77%、3.07%、7.69%、3.85%，其中静脉滴注导致不良反应发生率最高；中药导致不良反应累及系统包括皮肤及其附件、消化系统、心血管系统、神经系统、呼吸系统、血液系统与肌肉组织，所占比例分别为 43.08%、27.70%、9.23%、7.69%、6.92%、5.38%，不良反应所占比例最高的为皮肤及其附件，其次为消化系统。

有研究人员梳理了 2001～2015 年中国药品不良反应信息通报，发现不良反应共涉及药品 100 种，包括西药 74 种，中成药 26 种（含中西药复方制剂 5 种）。涉及的中成药（含中西药复方制剂）包括龙胆泻肝丸、痔血胶囊、何首乌及其复方制剂、珍菊降压片、红花注射液、香丹注射液、生脉注射液、参麦注射液、脉络宁、脑络通胶囊、复方青黛丸、白蚀丸、克银丸、双黄连注射剂、喜炎平注射液、鱼腥草注射液、穿琥宁注射剂、炎琥宁注射剂、清开灵注射液、感冒通、维 C 银翘片、感冒清片（胶囊）、雷公藤制剂、壮骨关节丸、鼻炎宁制剂、含马兜铃酸（aristolochicacid，AA）中药等。4 个品种的中成药（壮骨关节丸、清开灵注射液、双黄连注射液、穿琥宁注射液）被通报 2 次，涉及注射剂剂型多。其中，过敏性休克、呼吸困难主要由注射剂引起，中药注射剂中以穿心莲内酯为主要成分的制剂多发，例如喜炎平注射液、穿琥宁注射液、炎琥宁注射剂。此外，壮骨关节丸、克银丸、白蚀丸、复方青黛丸等中药诱发肝损伤，含 AA 中药和含雷公藤制剂等引发肾损伤也引起了广泛关注。变态反应在中药不良反应中所占比例较大，涉及品种较多，有报道的中药、中成药能引起变态反应的已达 210 种以上，主要是轻者表现为皮疹、荨麻疹、斑丘疹、红斑等，重者表现为剥脱性皮炎、过敏性休克甚至死亡。能引起变态反应的中药在 150 种以上，其中很多是常用中药如木通、黄药子、雷公藤、洋金花、全蝎、蜈蚣等。能引起变态反应的中成药在 60 种以上。此外还有急性毒性反应、长期毒性反应、特殊毒性反应。

中药外用导致的不良反应也有很多。有反复应用含汞中药外用制剂，易造成汞成分在肾脏内蓄积，如用药周期掌握不当则可能导致肾损伤。有患者因大面积涂抹斑蝥，贴敷于全身患处，导致有皮肤强烈烧灼感、大水疱、坏死，后用大黄、黄连、黄柏、水调和覆盖，加速有毒物质的吸收而导致死亡，关于斑蝥外用致不良反应案例不在少数。有人对 193 例苍耳子不良反应文献进行详细分析，其中有 51 例外敷后致皮肤损害，以接触性皮炎多见，50 例是接触性皮炎，1 例全身皮疹。有人对 35 例鸦胆子外用致不良反应事件进行分析，病例报告中急性变态反应 29 例，其中过敏性休克 20 例，急性眼部损伤 4 例，表皮松解坏死型药疹、右足背及右下肢肿胀各 1 例，可见鸦胆子外用不当可引起严重药品不良反应。有一患者在外敷复方南星止痛膏 10min 后，突感全身发热、面部潮红、呼吸困难、声音嘶哑等，可能是因为过敏引起。有一炮制工作人员面部及右臂接触到醋炙甘遂的热蒸气后，出现斑丘疹，多数散在、部分密集成片，暗红色，中度红肿，高出皮肤，被诊断为接触性皮炎。报道其他的有毒中药外用引起不良反应事件的还有何首乌、狼毒、洋金花、蛇床子、大戟、蟾酥、土鳖虫、白果、轻粉、全蝎、艾叶等。

临床工作人员需要对中药导致的不良反应充分关注，对不良反应进行有效评价，为中药事业的持续发展具有积极影响，保障临床用药的安全性和合理性。

### 1. 明确疾病辨证，针对性用药

中医治疗最大的优势在于“辨证治疗”，在用药前需要对疾病进行分型，若疾病分型没有明确就用药，不仅起不到治疗的目的还会加重疾病的病情，比如临床常见的感冒，在中医中将感冒分为两种，一种为风寒，另一种为风热，用药也有所不同，若风寒型感冒使用治疗风热型的药物，则会加重病情的发展。所以在用药前应详细询问患者的病史、症状、年龄等，针对性用药。

### 2. 科学配伍，合理用药

加大对相关工作人员的专业知识培训工作，提升其专业素质，保证中药材的药效，降低中药引起不良反应的概率。需要合理进行药材配伍，有针对性给药。加大中药的宣传，提高人们对中药的认知，正确指导患者用药，叮嘱患者不可擅自延长用药疗程以及增加用药量，根据患者的实际情况来调节给药量。对一些安全范围较窄的药物提前做好相应的用药监测。

### 3. 保证药物的质量

中药来源、品种繁多，若对中药没有充足的认知并不能判断真伪优劣。有一部分中药出现不良反应是因药物质量所引起的，因此要保证中药的质量，从栽培到临床应用中间有许多环节，严格把控好每个环节的质量。对中药种植和粗加工进行规范化管理，合理使用农药，防止中药原材料出现被污染的现象，从而保证中药原材料拥有优良的品质。药监部门应加大打击力度，对于中药生产、流通以及使用过程中的违法行为严惩不贷，消除中药相关企业以利益为主、投机取巧的行为和观念，避免劣质的药物应用到临床中。加大对新型中药剂型的安全性的监督和管理，保证新剂型的安全性以及治疗效果。

### 4. 建立健全药物警戒的相关法律法规

完善和建立药物警戒的相关制度，对药品不良反应及其他与用药有关的有害反应进行监测、识别、评估和控制。监督中药材的合理以及规范使用，保障公众用药安全。

### 5. 做好中药上市后的再评价

目前有关中药安全性和有效性的疑虑不时见诸媒体，对中成药上市后再评价引起了各方广泛关注。但还存在着上市前临床病例评价信息少、安全信息欠缺、定位模糊、人群范围相对较窄等问题，使得中药上市前的安全性和有效性评价内容并不充分。而网络药理学作为一种药物研究的新模式，基于“疾病-基因-靶点-药物”相互作用网络系统地揭示了药物作用于人体的机制。对于中药来讲，可以建立“药物-靶标-病症”关系网络，陆续开展体内外实验进行验证，获知中药方剂“君臣佐使”配伍关系和靶点网络机制，为减少主要不良反应提供保障。

# 第五章

# 外用中药应用展望

外用中药具有用药方便、疗效确切、副作用小等特点，被广泛用于临床，从单方制剂到中西医复方制剂，再到透皮吸收系统的新剂型的发展，外用中药制剂在不断地继承和发展。随着对临床疾病的深入研究，以及现代药理学的推动，越来越多的外用中药制剂被开发并运用于临床治疗，同时外用中药已经渗透到人们的生活中，在保健、美容方面受到人们的欢迎。

## 第一节　外用中药制剂发展方向

外用中药制剂疗效较好，价格相对便宜，深受老百姓的喜爱，体现了中医药学的优越性。随着国家大力发展中医药的政策支持，中医药的发展正处于最有利的时刻。外用中药制剂是中医药的重要继承者，在中医药理论的指导下，将新技术、新理论与传统外用中药制剂相结合，提高药品质量，扩大用药资源，完善质量标准，研究药物成分与作用机制，开发新型中药外用剂型，将外用中药制剂更好地挖掘、保护利用和创新发展。

### 一、单方制剂

现在中医治疗疾病时，习惯使用复方制剂，目前外用中药单方制剂品种较少。2020 版《中国药典》共收载了 81 种外用中药制剂，多数为复方制剂，单方制剂寥寥无几。但在许多民间的用药中，外用中药单方制剂的使用频率极高，如用鲜青蒿液外洗外敷，用于治疗病毒性流行性结膜炎，疗效甚好。早在《神农本草经》中记载“疥瘙痂痒、恶疮……明目”，流行性结膜炎俗称红眼病，中医认为：夏秋季节气候炎热，若肝胆火盛，加之外感时疫，故患此病，青蒿有清肝退热解暑之功效。由于外用中药单方制剂，药味单一，取材方便，用药简单，疗效显著，易被患者接受，深受青睐。

### 1. 扩大外用中药的品种

临床上多数中药以内服为主，而许多内服的中药在外用时却有意想不到的临床疗效。甘草作为临床使用率最高的中药，具有“十方九草”之说；甘草，甘平、无毒，归心、肺、脾、胃四经，具有补脾益气、清热解毒、润肺止咳、缓急止痛、调和诸药等多种功能。《药品化义》中记载：“生用凉而泻火，主散表邪，消痈肿、利咽痛、解百药毒。”临床上用单味生甘草外洗、坐浴治疗老年性阴道炎疗效显著，操作简单。

对于由真菌引起的皮肤性疾病，在临床治疗中，西医常用激素辅助治疗，不良反应较多，且易耐药易复发。一些中药制剂在这一方面具有特有的优势，需加大对抑菌中药的研究。目前对于中药制剂抑真菌研究较为常见的单味药有：蛇床子、地肤子、白头翁、白鲜皮、苦参等中药。

### 2. 开发毒性中药的外用制剂

毒性中药在治疗疾病中具有卓越的疗效，但是由于药物本身的毒性，在使用的过程中存在一些不良反应，从而限制了毒性中药在临床上的发展，尤其是毒性中药口服治疗范围极窄，是临床应用的瓶颈。将毒性中药开发成外用制剂，可以达到“减毒增效”的作用。

马钱子始载于《本草纲目》，对关节炎、痛风等疼痛性疾病疗效显著，马钱子的主要成分为马钱子生物碱，既是有效成分，但又是有毒成分，口服时因胃肠首过效应和全身循环，马钱子碱在血液中消除较快，半衰期较短，所以不仅减少了药物吸收、降低了其在靶部位的浓度水平，不利于发挥抗炎镇痛的作用，还增加了毒性风险。因此开发安全、方便、疗效持久的马钱子外用制剂显得尤为重要，特别是对局部程度重、部位深、疼痛难忍的急性骨关节炎具有重要临床意义。近年来，对马钱子的单方外用制剂研究较多，如传统的酊剂、油剂、贴剂、膏剂等，并且科研人员在大力开发更高效、更安全的马钱子外用制剂的新剂型，为临床服务。

### 3. 研制单方制剂不同剂型

影响外用单方制剂药效的因素较多，如主药以原药材入药与提取物入药，制剂的疗效会不同；不同剂型的单方制剂的临床疗效也会发生较大变化。白及被誉为“外科最善”，在《本草经集注》中描述为“微寒，无毒……除白癣疥虫”，多本古代医学典籍记录了白及适用于“手足皲拆”“跌倒损伤”等症的治疗，白及粉末入药外用的治法，在宋代以后格外受到人们的关注。现在已经开发出白及的不同外用剂型，对不同的病症有相应的疗效，白及的洗剂与涂剂对烧伤创面、溃疡面、痔疮等发挥较好疗效；以白及和白及多糖为主药分别制得的散剂，在治疗过程中发现，白及多糖散剂瞬时止痛效果较好，而白及散剂在持续止痛和创面愈合方面，效果更优。

由于一些中药外用制剂载药量较小，对药物提取有效成分含量要求较高，对于中药复方制剂的开发不是很理想，而单方制剂药味单一，有效成分明确，可以开发成不同的剂型，以满足临床的用药需求。随着中药的提取、分离技术日趋成熟，中药单方制剂迎来了发展机遇，单方制剂不仅可以充分保证原有中药的功效，还可以避免药物间的不同化学成分的相互拮抗，同时还能够充分利用药材资源。未来深入开展单味中药基础方面的研究，应用中药前处理的新技术、新方法，尽可能去除杂质，提高有效成分的含量，将会使中药外用单方剂型的种类和数量越来越多，治疗疾病的外用制剂的应用前景也会越来越广。

## 二、中西医复方制剂

外用中西医复方制剂是传统中药与现代化学药组合后的外用复方制剂，由一味或多味中药与西药组合，或一味或多味西药与中药组合。由于中药一些自身的不足，无法达到西药治疗的快速与高效，但是西药也不具有中药全身调理方面特点，而中西医复方制剂，将中药的调理特征与西药高效、速效的特点科学地结合起来，组成更为有效治疗疾病的药品，为外科疾病治疗做出了巨大贡献。多年来，我国药学研究者运用中西医的治病原理，通过取长补短的研究探索，将中西药有机结合，研制出了众多中西医复方制剂用于临床，具有协同增效、减轻不良反应、减少用药剂量、缩短疗程、扩大适用范围等特点，受到患者的广泛欢迎。目前临床上使用的麝香活血化瘀膏、化痔栓、坤净栓等都是常用的中西医复方外用制剂，具有良好的治疗效果。

近几年来中西医复方制剂的不良反应时有发生，人们对这一类的药物安全性存在担忧，外用药的安全性相对较好，但也存在一些问题，如药物的使用剂量模糊，处方中中药的作用机制不明确等。但是科研人员仍应该以积极的态度来对待外用中西医复方制剂，用现代中西医结合理论探讨中西医复方制剂的一般规律性，不断从实践中摸索和总结中西医物配伍的特点与禁忌，这不仅对外用中西医复方制剂的质量、用药安全保障、临床合理用药有重要意义，而且对建立新的医学体系具有重要的战略意义。

### 1. 合理配伍中西医复方制剂

中药与西药成分的配伍形式多种多样，所产生的药效也各不相同，如果不合理配伍，化学成分之间发生反应，不仅影响药物的吸收，导致疗效下降，甚至会产生不良反应。外用制剂中含有某些酸性的药材如山楂、乌梅等，与碱性西药成分配伍时，存在酸碱中和，减少了药物吸收，使中西药物均失去一定的疗效，甚至产生新的化合物，被人体吸收，造成一些不良反应。

### 2. 建立完善的中西医复方制剂质量标准

外用中西医复方制剂所含的成分既可以作为有效成分，又可以作为辅料，例如水杨酸甲酯，又名冬绿油，目前市场上外用中西医复方制剂中含有此成分的品种多达100多种，如关节止痛膏、伤湿止痛膏、麝香关节止痛膏、保济油、风油精、活血镇痛膏等，其中水杨酸甲酯作为药品使用占多数，但是在一些制剂中水杨酸甲酯作为辅料使用，使用时剂量不相同，如清凉止痒搽剂、气管炎橡胶膏等。

同时许多外用中西医复方制剂处方中对于各成分的剂量并未标明，以及在标准中出现“适量”这样的模糊用语，如复方丁香罗勒油中的成分是血竭适量、配制桂叶油426mL、丁香罗勒油202mL、黑油适量。而这些模糊用语容易造成药品生产质量不可控，易引起药品安全性等问题。

中西医复方制剂不仅要做到疗效好，安全性高，还需要做到质量可控，即有完善的质量标准。提升中西医复方制剂的质量标准必须明确所有中药成分及化学成分的处方及用量，同时建立选择专属性强、重现性好、灵敏度高、操作简便的鉴别方法及含量测定方法，保证药品的质量，保证用药安全。

#### 3. 加强基础研究

一些外用中西医复方制剂的基础研究非常薄弱，配方盲目，强行添加西药成分，科学依据不足，组方缺少中西医的核心指导。甚至一些医院自制的外用复方制剂，没有经过药理、毒理等研究，仅凭个别患者的治疗经验，将中西医复方制剂直接用于临床。如临床上使用的复方鼻炎膏，处方为穿心莲浓缩液、鹅不食草浓缩液、盐酸麻黄碱、盐酸苯海拉明、薄荷油、桉油，其中盐酸麻黄碱作为化学制剂的剂型有注射剂、糖浆剂、片剂，外用剂型较少，而复方鼻炎膏中的盐酸麻黄碱作为其成分，缺乏毒理学、药物代谢动力学等科学研究支持。

相关研发机构需对外用中西医复方制剂加强基础研究，多学科合作，科学组方，对中西医复方制剂中的中药成分与化学成分药物之间的相互作用，复方制剂的药效学、药代动力学等基础方面展开研究，探索中、医复方制剂的药效的物质基础、作用机制，研究各成分之间的相互作用及配伍规律。加强基础研究，不仅可以保证外用中西医复方制剂的安全有效，提升质量标准，而且对新药的研发、新的临床治疗方案等方面具有指导意义，同时有利于推动中、西药理论的发展，加强我国药业在国际药品市场的竞争力，将外用中西医复方制剂推向世界。

## 三、新剂型的开发

中药外用制剂在临床使用中发挥着巨大作用，中药外用制剂仍以传统的散剂、丹药、膏药为主，一些传统剂型需现配现用，虽具有用药灵活、疗效可靠的特点，但也存在生物利用度低、剂量不易控制、黏性小易脱落等缺点，不能完全满足现代快节奏临床用药需求。随着现代制剂技术的发展，中药外用制剂剂型不仅仅局限于传统剂型，已有越来越多的新的中药外用剂型出现。目前中药外用剂型已经进入到透皮吸收传递系统时代，透皮给药系统（TDDS）是指通过皮肤贴敷给药达到体内稳定和长时间有效血药浓度及治疗作用的缓释或控释系统，相比与传统的外用皮肤剂型，虽然都是必须透过皮肤角质层的屏障，但是传统的外用剂型仅作用于局部，而中药新剂型的目标是全身作用。透皮给药系统以其特有的优势近年来成为药剂学的研究重点，而这种给药方式与中医外治法相吻合。由于透皮吸收制剂可以从已上市的剂型中开发，研制成本远低于新药的研制经费，现有可供开发的外用中药方剂，以及需改进的外用中药制剂种类众多，具有广阔的发展前景。

### 1. 中药涂膜剂

涂膜剂是一种用溶剂溶解成膜材料及药物制成的外用涂剂，作为一种新型剂型，是近年来国内外研究和临床应用进展较快的剂型，可以用于创伤、烧伤、眼科等，随着透皮给药系统的发展，涂膜剂尤其在鼻腔、皮肤用药可达到全身治疗的作用。涂膜剂具备以下特点。

（1）制备工艺简单，不需要特殊的仪器设备，一般由主药、成膜材料及其他辅料组成。

（2）应用方便，可直接涂于患处，随着溶剂的挥发，在皮肤的表面形成了一层薄膜，不仅对创面起到保护作用，同时逐渐释放药物，达到治疗效果，可以减少传统敷料和绷带在使用过程和拆除中的痛苦，并且可随时停止给药，在外伤疾病或表面麻醉、镇痛等方面发挥治疗作用。

（3）可根据成膜材料的不同，可制成缓释性长效膜剂。

### 2. 中药巴布剂

中药巴布剂是将药物包裹在里面，药物先通过被动扩散释放出来，再从皮肤细胞内和细胞间转运至体内，最后进入血液循环。中药巴布剂是较早的一种贴剂性药物，是在传统的外用贴剂基础上改进而来，在临床上得到广泛应用。中药巴布剂特别适用以中药水提物为主药的中药外用制剂，相较于传统的外用贴剂，它具有载药量大、透气性好、保湿性好、对皮肤无刺激性、不污染衣物等特点，在含有中药成分的复方应用上，巴布剂具有独特的优势。早期中药巴布剂在外伤及骨病方面应用广泛，随着研究的深入，中药巴布剂在其他疾病方面也有很好的治疗效果。近年来，一些新的制剂技术如纳米粒、微乳、固体分散、脂质体等技术，在中药巴布剂的应用中发挥优势，推动中药巴布剂体外透皮吸收研究的发展，推动中药外用制剂的发展，将我国现在的酒剂、软膏等传统剂型改良成巴布剂，将会具有更大的发展空间。

### 3. 中药凝胶剂

凝胶剂是指药物与能形成凝胶的辅料制成的均一、混悬或乳剂型的乳胶稠厚液体或半固体制剂，是近年来一种新兴的外用制剂，现已广泛用于缓释、控释系统，可以从口腔、鼻腔、消化道黏膜、直肠、皮肤等多种途径给药。中药凝胶剂一般为经皮或黏膜给药，常用于抗炎镇痛、局部出血等方面的治疗。由于有较好的生物黏附性、使用舒适、易于清洗、制法简单等特点，在临床使用上得到患者的认可。中药复方制剂成分复杂，多种成分共同发挥作用，一般不提取单一纯品，导致使用量较大，而凝胶剂既具有传统中药外用制剂所缺少的一些优势，同时又可以容纳中药复方的药粉、中药提取物等，制备工艺简单，很适合外用中药复方制剂的生产，更便于推广应用。

由于中药透皮机制、药效的研究还不够深入，并且外用中药制剂多为复方，成分比较复杂等原因，导致中药的外用制剂落后于西药的透皮给药系统，所以加强外用中药制剂的现代化研究更加刻不容缓。同时在外用中药制剂的应用上，应将中药理论与经络学说紧密结合，进一步发展贴敷经皮给药，发挥药物与经络穴位的双重功效，为外用中药制剂的剂型研究带来更多的发展思路。

## 第二节　中药外用制剂开发与产业转化

中药外用制剂是临床上常用的药物类型，随着国家鼓励创新战略决策推进，为外用中药制剂研发提供了机遇，结合临床疾病治疗和体外药理作用，继承传统理论，融入现代技术，由宏观到微观的深入，完善中药外用制剂理论，促进中药外用的极大发展。同时中药外用制剂不仅可开发成治疗用药，还可以开发成保健品及化妆美容用品，扩大中药外用制剂的用途，将更多的中药进行开发利用。

### 一、基于疾病治疗需求开发

长期以来，中药外用制剂在疾病的治疗中具有作用直接、使用安全、廉便等特点，在内科、外科、骨伤科、皮肤科、儿科、妇科等都发挥着重要作用。在现代社会中，仍然有许多疾病得不到良好的治疗，同时人们面临着各种各样新的疾病的侵袭。随着药品的更新换代，药源性疾病的不断增加，化学、生物、基因等各种药物的不良反应和危害日益暴露，人们在追求疗效时更加注重简单、安全，中药外用制剂成为时代发展的需求。加大对中药外用制剂的开发，让更多的外用中药能够运用于临床，为患者消除或减轻病痛。

#### 1. 基于皮肤疾病治疗开发

近年来皮肤疾病的发病率逐年上升，且一些皮肤疾病难以根治，容易复发，不仅给患者造成身体的痛苦，而且影响患者的心理，一些患者甚至产生了社交障碍。常见的皮肤疾病有湿疹、荨麻疹、带状疱疹、银屑病、癣等，这些疾病具有反复发作、无法根治、病因、病机复杂等特点，患者由于过度搔抓导致皮肤感染，严重的甚至造成全身感染，现临床主要应用抗过敏类、外用糖皮质激素类等药物进行治疗。中药外用制剂从古代的汤剂、粉剂，逐渐发展有酊剂等多种剂型能够直接作用于皮肤，直达病位，对皮肤科疾病有较好的疗效，并且医生根据不同病症，选择的剂型增加，方便了医生和患者的使用，但是皮肤疾病形态多样，变化迅速，供中医辨证选用的外用中药制剂仍不足，体现中医辨证加减的外用中药制剂更是少之甚少，需加强研发，不断满足临床的需要。

### 2. 基于疼痛治疗开发

疼痛是一种与组织损伤或潜在组织损伤相关的感觉、情感、认知和社会维度的痛苦体验，疼痛已经被现代医学列为继呼吸、脉搏、血压、体温之后的第五大生命体征，对患者的生理、心理及日常生活等各方面造成不良影响。疼痛的发生不仅仅局限于外科、内科、骨伤科、妇科、五官科等方面疾病都会引起疼痛。外用中药制剂治疗疼痛性疾病疗效显著，是中医药治疗学的一大特色，有其不可替代的作用。如风湿病是一种临床常见病，多发病，中医称之为“痹证”，由风、寒、湿、热等外邪侵入，导致人体经络闭阻，气血运行不畅。西药对风湿病的治疗以激素类药、止痛药为主，短期止痛效果良好，但不易根治，长期服用易产生耐药性。我国在治疗风湿骨痛方面具有丰富的经验，外用制剂多以传统的药酒、汤剂、贴剂、膏剂、喷雾剂等为主，治疗效果各有特点，但有部分外用中药制剂存在成分复杂并含有较多无效物质、药物利用度低、治标不治本等问题。通过加强开发外用新剂型，将治疗目标作用于全身，能够提高生物利用度，同时可以尝试经络学说与中药理论相结合，以整体观研究病因进而整体医治，以具有通经活络、活血化瘀等功效的中药外用，着重对人体的整体调节，改善全身其他系统，从而实现标本兼治。

### 3. 基于慢性外科创伤治疗开发

慢性创伤，亦称慢性难愈合创伤，是因外界或内在因素导致创面在一定时间内不能及时有序地修复、愈合，包括糖尿病溃疡、压疮、创伤性溃疡及感染性溃疡等，该类疾病特点有发病机制复杂、治疗难度大、期限长、致残率高等。目前西医治疗慢性创伤的主要措施有局部清创、手术修复、抗感染和营养支持。但由于细菌耐药性、白细胞介素浓度增加等原因，临床治疗效果并不令人满意。中药外用制剂治疗慢性创伤历史悠久，安全方便，中医认为，慢性创伤的主要病机是久病正虚，经络不通，气血瘀滞，肌肤失养，化腐致损，致使机体难以生肌长肉。中药外用制剂能够直接作用于创面发挥作用，在慢性创伤治疗中应用广泛。但传统中药外用制剂存在治疗缓慢，并且中药剂量比较大，阻碍了现代中药外用制剂开发。多组分，多靶点是中药的本质，因此研究中药外用制剂必须深入各组分中，明确各组分特性，以及相互作用和释药特征，开发出疗效更好的中药外用制剂。

### 4. 基于传染疾病治疗开发

我国古人很早就意识到传染性疾病的存在，在周朝就有“疫、风、疥”等针对传染性疾病的文字记载。“疫病”是外来的从口、鼻、皮肤而入的由邪气引起的，具有传染性、流行性疾病的总称，中医在疫病防治方面具有数千年的历史，我国人民在不断与疫病斗争的过程中，积累了极其丰富的经验，建立了有效的中药外用防疫方法，为我国古代卫生健康作出巨大贡献，并且一些防疫方法沿用至今。在中医药防疫方面，除了内服汤、丸、散剂等，还运用了药物佩戴、熏烧、涂抹等外用防疫措施。在古书记载的防疫方剂中，多数是外用方，从而充分体现我国中药外用在治疗传染性疾病效果明显，需加强对古方中防疫方剂的开发，运用现代制药技术，开发出疗效确切、使用简便的治疗传染性疾病的外用制剂，为公共卫生事业提供保障。

## 二、基于药物的体外药理作用开发

外用中药制剂常为复方制剂，有效成分复杂，虽然在临床应用中效果显著，但是目前对其药理作用及机制研究薄弱，极大地限制了外用中药制剂的开发。中药药理研究对研究外用中药的作用机制起着至关重要的作用，尤其体外药理学研究因具有快捷、敏感、易控等优势，在中药的药效筛选、安全评价及作用机制探讨广泛应用，在药物研发中发挥巨大的作用。基于体外药理活性筛选与体外模型，借助新技术、图谱分析、仿生技术等，指导开发中药外用制剂，能更好地控制外用中药制剂质量，揭示作用机制，辨析药效物质基础，更好地传承和发展外用中药。

### 1. 基于体外抗细菌作用开发

目前临床上抑制细菌作用的主要是抗生素类药物，但伴随着抗生素不合理应用，细菌感染疾病逐年增加，并且传统的抗生素在治疗过程中可能致敏和产生耐药性等问题，从而外用中药制剂的抗细菌研究越来越受到重视。许多学者针对单味中药和复方制剂抗细菌进行了大量药理学研究，针对常见的致病菌存在明确的抑制以及灭杀效果，很多医院科室利用外用中药手段进行术前皮肤准备等，可以减少抗生素的使用。中药抗细菌制剂的体外研究较多，临床药理作用显示，有近百种清热性和寒凉性的中药具有抑菌的有效成分，如蒲公英、黄芩、大黄等对铜绿假单胞菌及金黄色葡萄球菌抑菌效果显著。外用中药的有效成分不仅可以直接抑制细菌，还能增强机体免疫功能，消除因细菌引起的炎症；在临床使用中，外用中药制剂的抗细菌作用没有抗生素强，但可以通过多种环节抗细菌感染，这是外用中药制剂抗细菌的特有优势。通过体外抑菌实验，可以筛选出抑菌效果作用较强的中药，并且对常见耐药菌株抑菌效果进行排序研究，阐述抑制细菌的作用机制，开发出抑菌作用更强、耐药性更低的外用中药制剂。

### 2. 基于体外抗真菌作用开发

浅部真菌感染一般使用外用药物治疗，如手足癣、股癣、头癣等，外用中药在此方面具有不凡的效果。抑真菌中药多由苦寒及毒性药物组成，多采用泡洗、湿敷、熏蒸等治疗手段。目前所发现具有抗真菌作用的中药已达 300 多种，并且从一些中药中提取出抗真菌的有效成分，如细辛中的黄樟醚，苦参中的苦参碱等，同时已开发出一些药物剂型用于临床，其中苦参与水 1∶3 的水煎液能够抑制多种皮肤真菌的生长，鱼腥草素具有抑制多种致病性皮肤癣菌的作用。外用中药相较于西药抗真菌药物不良反应小，更加安全可靠，利用体外抗真菌作用实验，开发出更多抗真菌的外用中药制剂，运用于外科、皮肤科、妇科、耳鼻喉科疾病的治疗。

### 3. 基于体外抗病毒作用开发

病毒是一类无细胞结构的生命形式，由核酸和蛋白质组成，人体感染病毒会严重影响机体功能，对病毒引起的感染性疾病临床缺乏特效药。中药治疗病毒感染性疾病已有数千年的经验，中药及其复方制剂对多种病毒具有较好的抗病毒作用，中药有效成分外用可治疗单纯性疱疹及带状疱疹，如金银花水提取物体外有显著的抗病毒活性，对单纯疱疹病毒有效；板蓝根的制剂可用于带状疱疹及疱疹性口腔炎等病毒性疾病。中药外用时因药物浓度较高，可直接将病毒杀死，使病毒的数量大大减少，如土贝母苷擦剂外用可治疗各种病毒感染引起的疣。通过体外抗病毒实验，挖掘出更多有效对抗病毒的临床外用中药，并结合抗病毒作用机制，开发出有效抗病毒的外用中药制剂。

外用中药在临床上具有独特的疗效，但由于药理作用不明确，对于外用中药及制剂中的活性成分应深入研究，以充分保证外用中药临床应用的安全性和有效性，同时使外用中药的药理学研究在剂型上，应用新的高科技手段，让外用中药制剂能够得到充分的利用。

## 三、中药外用药的产业转化

外用中药不仅局限于临床上治疗疾病，还可以运用于美容，防治肥胖等方面。随着生活水平的提高，人们对身体素质和自身形象更加注重，外用中药在美容领域应用广、功效多、安全性高，已成为人民群众保健、美容常用药物，尤其深受广大女性喜爱。

### 1. 外用中药在美容中的应用

我国应用中药美容历史悠久，现存最早的本草专著《神农本草经》中记载有 160 多种药物具有美容作用；东晋《肘后备急方》中“治面疱发秃身臭心鄙丑方”，是发现最早的美容专篇，记载着大量损美性疾病的治疗方法，如酒糟鼻、粉刺等。李时珍的《本草纲目》美容剂型有 20 余种，既有丸、散、膏等内服剂型，又有涂剂、粉剂、漱剂、染剂等外用剂型。在历史长河中，中药的美容作用已得到历代医家的反复验证和筛选，为现代中药美容的发展提供了宝贵经验和依据。中药美容的功效主要有保湿、增白、除皱、育发乌发、防龋齿、抗氧化等，现已开发出多种中药外用美容制剂。

（1）中药面膜　面膜是一种新颖的美容化妆品，敷在脸上一定时间即形成一层皮膜，面膜中的中药及营养物质等滋养和保护皮肤，使面部洁白柔嫩。如在中药面膜中加入疏肝、补肾、健脾、活血、养血等不同方面药物在治疗黄褐斑取得了很好的效果。中药面膜可以改善人体缺水状态，缓解皮肤干燥、衰老等症状，使肌肤丰润，保证肌肤水分充足。

（2）中药化妆水　化妆水就像肌肤的“营养饮料”，主要是补给肌肤所需的水分，促进皮肤代谢，让皮肤变得水嫩、有弹性，能有效帮助肌肤抗氧化，提高肌肤能量，使肌肤保持健康，如中药精华素涂抹后经皮渗透吸收，加快皮肤表层细胞更新，皮肤变得滋润饱满，延缓皮肤衰老，更加细腻。

（3）中药香皂　香皂是人们日常生活洗涤用品，近年来，功能性香皂发展迅速，具有提神去疲劳、滋养皮肤、防止皮肤干裂等作用，附加功能的香皂越来越受到人民群众的喜爱。中药美容香皂选取中药成分，在香皂中科学配比加入药物或中药提取物，无副作用。蜂蜜是天然的美容剂，蜂蜜中含有多种维生素、微量元素等，将蜂蜜加入香皂中，有滋润和保护皮肤作用，使皮肤润滑、洁白。在香皂中加入中药提取物如齐墩果酸，具有很好的皮肤清洁作用，同时与皮肤和眼睛接触无刺激作用，安全性高。

（4）中药牙膏　口腔卫生问题越来越受到人民的重视，中药牙膏中的一些中药活性成分不仅可以清洁口腔，抑制口腔细菌滋生，保护牙釉质，而且还可以镇静牙髓神经，降低牙髓神经末梢的敏感度。救必应中药牙膏对口腔黏膜和牙龈黏膜无刺激，具有很高的安全性，对细菌的生长有明显的抑制作用，减轻牙龈炎症。

中药外用制剂由于其来源为天然中药及其提取物，具有刺激性小、安全、疗效好等特点，在中药美容和化妆品方面发展极快，新的产品层出不穷。但是中药外用制剂的治疗过程缓慢，适用范围也受到使用方法和部位的限制，需加强外用中药制剂的深入研究，开发出多种类、多功能的美容中药外用制剂。

### 2. 外用中药在减肥中的应用

肥胖是机体能量摄入多于能量消耗，长期能量平衡失调导致的，肥胖可以引起脂质代谢紊乱、心血管疾病等。中医治疗肥胖的方法较多，常用的有内服汤剂、中药外敷、推拿拔罐等，均具有较好的疗效，安全性高。外用中药通过皮肤吸收进入血液，发挥干预肥胖的作用，不需要消化、对脏腑无损伤，具有简单易行、无痛苦、舒适感好等优点，中药外用治疗肥胖的研究成为国内外专家的研究热点。现代用于治疗肥胖的外用中药大多通过提取分离获得有效成分，然后加入基质制成，常见的中药外用剂型有膏剂、散剂、水剂等，但目前对于中药减肥的机制不明确，以及如何选择相关药物和剂型的中药外用治疗肥胖，仍需进一步研究。

## 参考文献


[1] 国家药典委员会．中华人民共和国药典（2020年版）[S]．北京：中国医药科技出版社，2020.

[2] 钱春凤．中药药理作用特点分析和制约中药发展因素研究 [J]．现代养生，2018，14（1）：149-151.

[3] 魏雪红，李卫强．中医特色诊疗技术护理规范研究 [M]．无锡：阳光出版社，2018.

[4] 李美茹，段红艳，贾楠．治糜康栓联合阿奇霉素治疗慢性宫颈炎的临床研究 [J]．现代药物与临床，2018，33（11）：2998-3002.

[5] 宋兆友，等．皮肤病中药外用制剂 [M]．北京：中国中医药出版社，2016.

[6] 彭力平，熊辉．骨伤科疾病中医特色疗法 [M]．北京：人民卫生出版社，2016.

[7] 程程．研究中药的不良反应及合理用药 [J]．中国医药指南，2019（15）：202-203.

[8] 董世芬，宁一博，靳洪涛．中药不良反应与中药毒性研究进展 [J]．医药导报，2019，38（11）：1419-1424.

[9] 侯秀梅．中药不良反应的发生原因及控制研究 [J]．中国保健营养，2019（8）：171.

[10] 李杨波，等．中药外用毒性的特点与分析 [J]．世界中医药，2020，15（3）：381-384.

[11] 黄娜娜，孙蓉．网络药理学与中成药再评价 [J]．中国药理学与毒理学杂志，2019，33（9）：653.

[12] 赵丽华，应育洁．药用辅料不良反应概述 [J]．中国当代医药，2020，27（17）：25-27.

[13] 林锦霞．抗炎镇痛中药马钱子外用制剂的研究进展 [J]．医学综述，2018，24（16）：3259-3263.

[14] 韩旭，李晏乐，白子兴，等．外用中药制剂体表抑菌的研究及临床应用现状 [J]．现代中西医结合杂志，2019，28（32）：3633-3637.

[15] 董永成，王启斌，高蕾，等．中药白及外用制剂研究进展 [J]．中国药师，2019，22（1）：133-136.

[16] 柯愈诗，张纯芳，裴玲燕，等．中药新型外用制剂研究述评 [J]．中医学报，2018，33（25）：835-839.

[17] 朱朝军，韩炜，吕佳康，等．中医外科外用药剂型特点及剂型创新的思考 [J]．中国临床药理学杂志，2018，34（14）：1728-1731.

[18] 岳颖，顾礼忠，刘维．中药及中药制剂在治疗湿疹中的研究进展 [J]．天津中医药大学学报，2019，38（6）：305-308.

[19] 李向阳，许甜甜．中药外用在皮肤科的临床应用进展 [J]．海峡药学，2020，32（11）：123-125.

[20] 王红，冯帅，史磊，等．清热药抗病毒作用研究进展 [J]．中药材．2020，43（8）：2045-2049.

[21] 邓嘉帅，李凯，潘桂娟，等．新型冠状病毒肺炎的中药外用防疫方法及运用 [J]．海南医学学报，2020，26（17）：1281-1284.

[22] 郑颖，唐红珍．中药外用治疗单纯性肥胖的研究进展 [J]．广西医学，2020，42（15）：2008-2010.

[23] 李美凤，黄宇虹，王保和，等．外用中药创新药人体耐受性试验难点和要点探析 [J]．中国新药杂志，2020，29（16）：1841-1844.